사람이 병에 걸리는
단 2가지 원인

사람이 병에 걸리는 단 2가지 원인

마법의 1도

아보 도오루 지음 | 기준성 감수 | 박포 옮김

중앙생활사

머리말 —

 나는 전공인 면역학 분야를 중심으로 지금까지 다양한 발견을 하였으며 그때마다 생명 세계의 새로운 문이 열리는 것을 느껴왔다.

 예를 들면 독자 여러분에게 잘 알려진 발견으로는 '백혈구의 자율신경지배 법칙'이 있다. 우리 몸을 지키는 면역세포_{백혈구}의 작용이 몸을 무의식하에 조절하고 있는 자율신경의 작용과 밀접한 관계가 있다는 것을 해명한 것인데, 이 법칙을 이해해가는 과정에서 나는 어떤 단순한 것을 깨달았다.

 '병의 대부분은 스트레스에 의해 생긴다.'

 이 말은 너무 단순하여 대부분의 사람은 이것으로 생명의 본질을 보려고 하지 않는다. 대신에 쓸데없는 것을 많이 생각하고 병을 어렵게 해석하여 오히려 병에 걸리는 사람이 증가하고 있는 것이다.

지금까지 내가 실시해온 것은 이렇게 어려워진 병의 개념을, 스트레스를 키워드로 하여 알기 쉽게 풀어가는 것일지도 모른다. 덕분에 다양한 수수께끼가 풀리게 되어 내가 전하는 생명의 세계에 흥미를 가지는 사람도 많이 늘어났다.

또한 기쁜 것은 '아보 면역이론'으로 생활방식을 되돌아보는 것에 의해 암 등의 병으로부터 탈피하게 된 사람이나 건강하게 사는 요령을 파악할 수 있게 된 사람도 적지 않은 것 같다.

나는 요 몇 년 사이에 내가 발견해온 세계가 전부가 아니라 이 앞에는 더욱 큰 세계가 펼쳐져 있다는 것을 느끼게 되었다. 그리고 몇 가지 결정적인 깨달음을 얻는 것으로 지금까지의 이론을 일신하는 생명 세계의 전모를 파악할 수 있게 되었다.

그 성과가 이 책에 응축되어 있다. 호평을 받았던《면역혁명 免疫革命》을 출간한 이래 한 권의 책 또는 내 집대성이 된 책이라고도 할 수 있다.

내가 주목한 것은 지금까지 중시된 면역이나 자율신경계가 아니라 활동 에너지를 만들어내는 세포의 작용이다.

본문에 상세하게 기술하였지만 우리는 60조 개 세포 중에 성질이 다른 2가지의 에너지 공장을 갖고 있다. 이 에너지 공장을 잘 구분하여 사용하는 것으로 인간은 지금까지 진화해

왔는데, 사실은 이 세포의 에너지계야말로 인간이 병에 걸리는 것의 결정적인 열쇠를 감추고 있는 것이다.

이 책에서는 이러한 점에 입각하여 사람이 병에 걸리는 원인을 2가지로 압축하여 다양한 각도에서 설명하고 있다. 스트레스라고 불리는 것을 더욱 구체화하는 것으로 2가지 원인을 떠올리는 것이라고 해도 좋다. 어렵게 생각할 필요는 없으며, 의식할 것은 '단 2가지'면 된다.

이 2가지의 의미만 알 수 있으면 의사에게 필요 이상으로 의지하지 않게 됨과 동시에 자기 스스로 병에 걸리는 원인을 파악할 수 있게 된다. 물론 치료하기 위한 대책도 보이게 될 것이다. 암도 덜 두려워할 것이다.

우리의 생명은 인체의 다양한 활동이 절묘한 균형을 이루는 것으로써 성립되고 있다. 그러한 생명 세계의 본질을 접할 수 있으면 모두가 감동하여 살아가는 것의 위대함을 체감하게 되는 것이다.

병에 걸리는 것까지 포함하여 거기에는 깊은 지혜가 담겨있다. 이 깊은 지혜의 본질을 알고 인생을 살아가고 싶지 않은가? 지금까지의 의료에는 그러한 시점이 없었다. 눈앞의 병상에만 집착하여 중요한 생명 세계가 잊혀져간 것이다.

이 책에서 자세하게 서술한 것처럼 인류는 드디어 암조차도 극복하였다. 모든 병을 극복하기 위한 진짜 대답을 찾은 것이므로 이 책에서 발표하는 것은 '100년에 한 번' 나올까말까 한 대발견이라고 생각한다.

의식의 전환을 도모하기 위해서, 또한 심신의 균형을 취해 진정한 건강을 얻기 위해서 이 책을 꼼꼼히 읽어보기 바란다.

아보 도오루

차례 —

2장
병에 걸리지 않는 균형 잡힌 생활방식

3장
스트레스에 대한 최고의 대책

4장
조화로운 생활방식

5장
남녀의 서로 다른 특성에 대한 이해

6장
혈액이 끈적끈적할 때의 장단점

7장
병이 낫지 않는 이유

8장
식사요법은 두 번째

1장

인간은 왜
병에 걸리는가?

병이란 원래 과로나 고민 등 일상화된 스트레스 때문에 발생하며
매우 흔한 생명 현상이다. 생명 현상을 있는 그대로 파악할 수 있으면
누구나 '그렇게 간단한 거였어?' 하고 납득하게 된다.
치료법 역시 '몸을 따뜻하게 한다', '장시간 노동을 줄인다',
'천천히 호흡한다' 등 아주 간단한 방법이 있다.

병이 발생하는 원인

우선 대부분의 사람들이 관심을 갖고 있는 암이라는 병을 통해 생명 세계의 본질에 접근해보자.

절대 잊을 수 없는 2008년 1월 10일, 나는 '암은 흔한 병일 뿐이다'라는 깊은 깨달음을 얻었다. 그때의 상황에 대해서는 뒤에서 다시 이야기하겠지만 이것은 인간의 생명 활동을 탐색해가는 과정에서 깨달은 사실이다.

물론 현대의학에서는 암을 난치병으로 취급하는 것이 현실이다. 이 책을 읽는 독자 대부분도 암을 '죽음에 이르는 병'이라고 생각하며 두려워하고 있을지도 모른다.

실제로 이렇게 의학기술이 발달한 현대사회에서 암환자는

줄어들기는커녕 오히려 증가하고 있다. 일본의 경우, 후생노동성의 조사에 따르면 연간 약 60만 명이 암에 걸리며 그중 약 30만 명이 사망한다고 한다. 암의 5년 생존율은 40% 정도이며, 이것은 암 진단을 받고 5년 이내에 과반수가 사망한다는 것을 의미한다.

'흔한 병'임에도 불구하고 이렇게 암이 널리 퍼진 이유는 무엇일까? 나는 지금까지 수차례에 걸쳐 현대의학의 암 치료에 문제가 있다는 점을 지적해왔다.

현대의학의 암 치료는 수술, 항암제, 방사선 치료가 '3대 암 치료 요법'으로 알려져 있는데, 이것은 모두 증상을 일시적으로 억제할 뿐 '암의 발생 조건'을 제거하는 것은 아니다. 그 때문에 힘들게 암의 병소病巢, 질병의 진행이나 상처에 의해 기관이나 조직에 생긴 구조적·생화학적 변화를 제거해도 몇 개월 또는 몇 년이 지나면 재발하는 일이 많은 것이다.

게다가 병소와 함께 주위의 정상 세포에도 손상을 입히므로 재발이 반복될수록 암에 대항할 힘을 잃어가게 된다. 또한 항암제나 방사선에 관해서는 부작용의 문제도 충분히 고려해야 한다.

이러한 위험이 있는데도 많은 의사가 3대 요법에 매달리는 이유는 무엇일까? 그것밖에는 별다른 대안이 없다고 생각하기 때문에, 다시 말해 암의 근본 원인을 충분히 이해하지 못하고 있기 때문이라고 생각한다.

인간은 왜 암에 걸리는가? 그것은 결코 어려운 이유에서가 아니라 과로나 정신적 스트레스로 인한 혈류장애, 즉 '몸이 찬 것'이 주요 원인이다. 왜냐하면 이러한 스트레스와 혈류장애가 합쳐지면 우리 몸은 암의 발생 조건이 갖춰지기 때문이다.

암이 발생하는 조건에 대해서는 뒤에서 자세히 이야기하겠지만 일반적으로 알려진 발암물질과는 일치하지 않는다.

발암물질이라고 하면 대개 탄 음식육류나 어류 또는 각종 식품첨가물, 담배, 자외선, 곰팡이 독소 등이 알려져 있는데 이들은 단지 암이 발생하는 데 도화선이 될 뿐이다. 상식적으로 생각해도 탄 음식만 먹어서 암에 걸린다는 것은 말도 안 되는 이야기이다. 적어도 제1원인이 될 수 없다는 것은 누구라도 알 수 있다.

담배나 자외선이 암의 원인으로 문제가 되는 일도 있긴 하나 흡연자 중에 건강한 사람도 있으며, 자외선 또한 그렇게 위험도가 높다면 일광욕 같은 것은 아무도 할 수 없을 것이다.

물론 이런 것들이 암과 전혀 관련이 없다고는 할 수 없다.

하지만 너무 발암물질에만 집착하는 것도 생각해보아야 할 문제이다.

그러나 이러한 요인을 아무리 열거한다고 해도 현장의 의사에게는 전혀 도움이 되지 않는다. 왜냐하면 발암물질에만 집착한 나머지 암의 원인을 규명하지 못한 채 어떻게든 눈앞의 증상을 없애는 데에만 급급해 있기 때문이다.

이렇게 되면 원인이 방치되므로 근본적인 치료를 할 수가 없다. 자신도 모르는 사이에 '암의 발생 조건'이 만들어져 계속 재발되는 것이다.

이러한 고통의 세계로부터 벗어나고 싶지 않은가? 간절히 원한다면 발암물질 같은 외부요인에 주목하기 전에 우선 자신의 내부에 관심을 갖기 바란다.

암에 걸리는 것도 생명 활동의 일환이다. 표면적인 선악의 관념을 배제하면 암도 우리 몸의 지혜임을 알게 된다.

암뿐만 아니라 모든 병은 우리 몸의 지혜이며 결코 무엇이 잘못되어서 발생하는 것은 아니다. 이 말의 의미를 알게 되면 병에 대한 생각이 완전히 바뀌어 암을 배제하려고만 하는 3대 암 치료 요법의 문제점이 눈에 보이게 될 것이다.

단지 부작용이 두려워서 또는 재발할 위험이 있어서 피하려는 것이 아니라 더욱 적극적인 자세로 암이라는 병과 맞서게 될 것이다.

암의 본질을 이해하자

'암에 걸리는 것도 우리 몸의 지혜이다'라는 내 말이 거북하게 느껴지는 사람도 있을 것이다.

어쨌든 현대의학에서 암은 유전자 변이로 발생하는 것으로 파악되고 있기 때문에 몸의 지혜는커녕 우리 몸의 실패작이며 트러블이나 오류가 생겨 일어나는 것이라고 인식된다. 실제로 세포의 증식을 조절하는 유전자가 문제를 일으키면 암유전자로 변화하여 암세포가 무제한으로 증식하게 된다.

또한 이러한 암유전자의 활동은 일반적으로는 암화癌化, canceration를 억제하는 유전자암억제유전자의 활동으로 억제되는데, 이 억제유전자에 이상이 생기면 세포는 이상증식을 반복하게 된다. 즉, 암은 암유전자가 활성화했을 때 또는 암억제유전자가 제대로 기능하지 못했을 때 발생하는 것이다.

이러한 유전자의 변이는 실제로 일어나는 일이다. 그러나 이들 현상을 단순하게 연결하는 것만으로는 암의 본질을 이해할 수 없다. 이것은 암을 몸의 오류로 보는 데서 출발하기 때문이다.

내가 발견하여 전하고자 하는 것은 이러한 관점과는 완전히 다른 것이다.

이제부터 설명할 것은 암이 어떠한 목적을 향해 체계적인 과정을 거쳐서 발생한다는 것이다.

암은 흔히 생각하는 것처럼 실패작이 아니다. 암은 발생 조건이 갖추어지면 반드시 발생하기 때문에 실패라기보다는 오히려 '성공이 반복되어 발생한다'고 하는 것이 더 자연스럽다.

어떠한 오류로 인해 암이 발생하는 것이 아니라 정확한 이유가 있어서, 일어나야만 하기 때문에 발생하는 것이다. 암 발생의 메커니즘을 조사해보면 거기에는 어떠한 이상한 점도 없다는 것을 알게 된다.

그러므로 이러한 암의 발생 조건을 이해하고 그것을 제거하기 위해 노력한다면 암의 증식이 억제되어 자연퇴축하거나 치유되는 것을 알 수 있게 된다. 말기 암환자를 포함하여 암을 이겨낸 사람들은 모두 예외 없이 이와 같은 과정을 거치고 있다.

그럼 이러한 조건이란 무엇인가? 나는 그것을 저산소와 저체온으로 파악하고 있다. 암은 스트레스 때문에 저산소·저체온低酸素·低體溫 상태가 지속되었을 때 우리 몸의 세포가 암화癌化, canceration되어 생기는 것이다. 이것이 내 대답의 전부이다.

병은 꼭 나쁜 것인가?

'암의 원인은 저산소·저체온이 지속되는 데에 있다'고 이야기해도 바로 직감적으로 의미가 와닿는 사람은 적을 것이다. 여기에서는 일상생활의 상황을 예로 들면서 이 점에 대해서 생각해보기로 하자.

앞에서 나는 '암은 일상생활에서 과로나 정신적인 스트레스 때문에 일어난다'고 이야기하였다.

이러한 상황에 빠졌을 때의 자기 자신을 떠올려보라. 예를 들면 과로와 수면부족이 겹치면 안색이 나빠지고 점점 볼이 홀쭉해진다. 그렇게 되면 자연히 체온도 떨어지고 산소결핍 상태가 되기도 한다.

또한 걱정거리가 많아 정신적인 스트레스가 쌓여도 혈류가 나빠지거나 얼굴이 파래지고 호흡이 얕아지게 된다.

이것이 내가 말하는 저산소·저체온 상태이다. 휴식을 충분히 취하고 몸을 따뜻하게 하면 이 상태에서 벗어날 수 있지만 바쁘다는 핑계로 내팽개쳐버리면 이 상태가 일상화된다.

이것이 몸에 좋지 않다는 것은 당연한 사실이다. 그렇다면 이러한 저산소·저체온 상태가 왜 암의 발생으로 이어지는 것일까?

우선 기본적으로 항온동물인 인간에게는 일정한 산소와 온도가 필요하다. 이 2가지 조건을 갖추지 못하면 당연히 살기가 어려워진다.

그 결과는 안색이 나빠지는 형태로 나타나는데, 몸은 이러한 상태로부터 벗어나려면 여기에 적응할 수 있는 세포를 새롭게 만들어낸다.

사실은 그것이 암세포이다. 암은 저산소·저체온의 환경에 대한 적응 현상으로 나타나는 것이다. 이처럼 암의 원인은 그렇게 복잡한 것은 아니다.

유전자 등을 굳이 끄집어내지 않아도 자기 자신의 일상생활을 되돌아보면 왜 암이 발생하는지 알게 된다. 물론 3대 암 치료 요법에 의존하지 않아도 저산소·저체온 상태에 빠진 생활을 재점검하는 것으로 치유할 수 있다.

암이 된다는 것은 생활방식의 문제이다. 이것이 대전제라는 것을 우선 이해할 필요가 있다. 유전자나 발암물질에서 원인을 찾다보면 이러한 중요한 점이 희미해져 버린다.

저산소·저체온 상태에 빠져버린 것과 같은 자신의 생활방식을 반성하기는커녕 이 상태에 적응하려고 한 세포, 즉 암세포를 악자 취급하여 제거하려고 하는 것만으로는 암을 결코 없앨 수 없다.

암은 자신의 몸에 나쁜 존재가 아니라 생활하기 어려운 상황에 적응하기 위한 몸의 지혜 그 자체이다. 저산소·저체온 상태에 적응하여 최대한의 에너지를 발휘하는 존재라고 해도 좋을지도 모른다.

이렇듯 암은 필사적으로 살아남으려고 하는 것뿐이며 넓은 의미에서는 당신 자신의 몸이 그렇게 해서 연명을 도모하고 있는 것이다. 그것을 꺼리고 제거하려고 생각하는 것이 무엇을 의미하는지 알겠는가?

'암은 적응 현상이지 몸이 잘못되어서 생기는 것은 아니다.'

이것을 이해할 수 있는지 없는지에 따라 암에 걸렸을 때의 대응 방식도, 마음가짐도 크게 달라진다. 암을 죽음에 이르

는 병으로 파악하여 두려워하는 마음가짐도 반드시 바꾸어
야 한다.

　암에만 한정되는 것은 아니다. 현대의학이 빠져 있는 '병은
나쁜 것이다'라는 발상 그 자체에 큰 의문점을 가져야 한다.

유산소와 무산소와 암

　그럼 저산소·저체온 상태일 때 세포가 왜 암화되는 것인가?
우선 대전제로서 생명 활동의 근간에 있는 세포 내의 에너지
생산 구조에 대해서 이해해야 한다.

　우리 몸은 음식물의 영양소나 호흡으로부터 얻은 산소를 세
포까지 운반하여 활동 에너지로 바꾸어 생명을 유지하고 있
다. 인간이 호흡을 하고 식사를 하는 것은 전신의 60조 개 세
포에 에너지 원료를 보내기 위해서이며, 이러한 연료를 근거
로 한 세포 내의 에너지 생산이 생명 활동의 기반이 되고 있다.

　그리고 에너지 생산의 시스템은 '해당계'와 '미토콘드리아계'라
는 2가지 과정으로 나눌 수 있다. 쉽게 말하면 인간에게는 세포
내에 성질이 다른 2가지 에너지 공장이 있는 것이다.

우선 해당계는 음식물에서 얻은 영양소를 에너지로 변환하는 시스템이다. 원료가 되는 것은 주로 포도당탄수화물인데 당을 분해하는 것뿐인 단순한 시스템이므로 바로 에너지를 만들어내는 것이 특징이다. 단, 즉효성이 있는 만큼 한 번에 만들어내는 양은 결코 많지 않다.

이에 비해 미토콘드리아계는 해당계에서 분해된 영양소 등과 함께 호흡으로 얻어진 산소 등 그밖에 많은 요소도 관여하고 있다. 세포 내의 미토콘드리아라는 기관에서 영양소로부터 수소H를 빼내어 산소O와 결합하여 물H2O을 만들어내는 과정으로 해당계와는 비교도 할 수 없는 다량의 에너지를 만들어낼 수 있다.

생물은 이러한 미토콘드리아계의 팽대한 에너지를 획득하며 진화해가려면 공정이 매우 복잡하므로 에너지가 급하게 필요할 때에는 단순한 해당계가 필요하게 된다.

해당계와 미토콘드리아계의 에너지 생산은 전문적으로는 혐기성anaerobic, 산소를 싫어함과 호기성aerobic, 산소를 좋아함이라고 부른다. 이와 같이 우리 몸은 세포 내의 두 시스템을 구분하여 사용하는 것으로 외부세계의 다양한 환경에 적응하여 살아가고 있다.

쉽게 이해되지 않으면 다음과 같이 단순하게 이해하는 것
도 좋다.

• 해당계 = 무산소운동
• 미토콘드리아계 = 유산소운동

예를 들어 짧은 시간에 에너지를 만들어내는 해당계무산소운동
는 단거리 달리기와 같이 재빠른 동작을 실시할 때 필요하게
된다. 실제로 시도해보면 알 수 있겠지만, 인간은 전속력으로
달릴 때 숨을 멈추고 무산소 상태가 된다. 재빠른 동작은 모두
혐기성의 무산소운동인 것이다.

물론 무산소의 세계는 장시간 지속할 수 있는 것은 아니다.
전속력으로 달리면 바로 피로해져 금방 멈추게 되는데 그것
은 포도당이 분해되는 과정에서 피로물질인 유산乳酸 등이 만
들어지기 때문이다.

그 때문에 지구력이 요구될 때에는 해당계로부터 미토콘드
리아계의 에너지로 바뀐다. 마라톤 선수처럼 장시간 동안 운
동을 지속할 수 있는 사람은 미토콘드리아계를 잘 활용하고
있는 것이다.

세포에 구비된 두 에너지의 제조공장

구분	해당계	미토콘드리아계
원료	음식물의 영양소(탄수화물)	음식물의 영양소(탄수화물·지방·단백질), 산소·햇빛 등
에너지의 양	적음	많음
만들어지는 장소	세포질	미토콘드리아
이용되는 장소	백근(白筋)·피부·정자 등	적근(赤筋)·뇌·심장·간·난자 등
특징	순발력과 분열	지구력과 성숙
	즉효성	에너지 양산
	혐기성(산소를 싫어함)	호기성(산소를 좋아함)

우리 몸을 구성하는 세포 중에는 성질이 다른 두 에너지 제조공장(해당계와 미토콘드리아계)이 있다. 이 두 공장을 잘 구분하여 사용하면 균형 있는 생활방식으로 이어진다.

암세포가 만들어지기 쉬워지는 조건

앞의 사실로 미루어보아 생명 활동으로 만들어낸 에너지를 다음 2가지 특징으로 파악할 수도 있다.

> • 해당계 = 순발력
> • 미토콘드리아계 = 지구력

순발력과 지구력은 상황에 따라 달라질 수 있지만 몸의 부위마다 어느 쪽이 우위로 작용하는지가 정해져 있다.

예를 들면 순간적인 동작에 이용되는 것은 미토콘드리아가 적게 함유된 세포로 구성되어 있는 백근속근：速筋이다. 이와 반대로 지속적인 활동에서는 미토콘드리아가 많이 함유되어 있는 적근지근：遲筋이 이용되고 있다.

미토콘드리아를 많이 함유하고 있는 근육이 붉은색을 띠는 이유는 미토콘드리아에 운반된 산소가 호흡효소에 포함되어 있는 철에 의해 운반되기 때문이다.

철은 원래 흰색을 띠지만 산소와 만나면 붉은색으로 변한다. 유산소운동이 몸에 좋은 이유는 적근으로 산소를 많이 운반할 수 있게 되어 미토콘드리아의 에너지 생성이 활성화되기 때문이다.

단, 적근을 단련시키는 것만으로 탄탄한 근육질 몸이 되는 것은 아니다. 근육량을 증가시키려면 근육을 구성하는 세포가 점점 분열되어야 한다. 이 분열은 무산소 상태가 아니면 일어나지 않기 때문이다.

탄탄한 근육질을 만드는 데에는 산소를 필요로 하지 않는 백근의 작용, 즉 해당계의 에너지 생성이 필요하게 된다. 자세한 것은 뒤에서 설명하겠지만, 인간은 적근지구력 = 미토콘드리아계과 백근순발력 = 해당계 양방의 근육을 균형 있게 겸비하고 있는 것이 특징이다.

이러한 몸의 작용을 보면 왜 저산소·저체온이 세포의 암화를 촉진하는지도 알 수 있게 된다. 여기서 열쇠가 되는 것은 해당계의 작용이다. 순발력의 모체인 해당계는 세포분열 시에도 작용하고 있다고 이야기하였다.

암세포도 분열에 의해 증식을 반복한다. 저산소·저체온 상태는 해당계 우위의 상태와 중첩될 것이다. 즉, 해당계와 미토콘드리아계의 균형이 깨져버려 무산소의 해당계만이 가동하게 되었을 때 암세포가 만들어지기 쉬워지는 것이다.

암은 평범한 일상 속에서 발생하는 병

암과 해당계의 관계는 생명의 진화와도 관련되어 있다. 산소에 의해 팽대한 에너지를 만들어내는 미토콘드리아라는 기관은 사실 모든 생물에 갖추어져 있는 것은 아니다.

미토콘드리아를 갖고 있는 것은 세포 내에 핵이 있는 진핵생물眞核生物, eukaryote, 동물·식물·균류 등뿐이다. 핵을 갖고 있지 않는, 세균과 같은 원핵생물原核生物, prokaryote은 대부분 산소를 필요로 하지 않고 분열만, 즉 해당계만으로 증식을 반복한다.

그러한 의미에서 세포가 암화한다는 것은 저산소·저체온에서도 적응할 수 있는 원핵생물로의 격세유전隔世遺傳이라고 할 수도 있을 것이다. 물론 진핵생물 중에 가장 진화한 인간도 그 하나하나의 세포는 원핵생물과 마찬가지로 분열하는 것에 의해 신진대사되고 있으므로 해당계분열의 세계가 모두 암과 관련되어 있는 것은 아니다.

예를 들면 생식세포의 하나인 정자는 저산소·저체온 상태에서 활성화하여 분열을 반복한다. 남성의 생식기가 몸 밖으로 나와 있는 것은 정자를 차게 하여 분열을 촉진하기 위한 것이라고 하면 이해할 수 있을 것이다.

여성의 난자는 따뜻한 것이 성숙의 절대 조건이지만 남성의 경우 부분적으로는 차게 하는 것도 중요하다. 춥다고 해서 옷을 껴입으면 몸에 열이 나 정소의 분열이 억제된다.

여담이지만 최근 문제시되고 있는 남성의 정자 감소는 다이옥신과 같은 환경호르몬의 영향뿐만 아니라 따뜻한 장소에서 편안히 보내 고간股間이 차갑지 않게 된 생활습관에 있다고도 할 수 있다.

또한 피부의 세포도 분열하기 쉬운 경향이 있다. 겨울에 맨발로 지내는 사람의 발바닥 피부가 두꺼워지는 것은 추위 때문에 세포의 분열이 촉진되기 때문이다. 반대로 따뜻하게 하면 피부가 부드러워진다.

실제로 나도 시도해 본 적이 있는데, 보온 물주머니를 피부에 대는 것만으로도 피부가 얇아져 혈관이 투과되어 보인다. 이것은 따뜻하면 미토콘드리아계의 작용이 우위에 있게 되어 분열의 조건이 갖추어지지 않게 되기 때문이다.

이렇게 생각하면, 몸을 따뜻하게 하면 세포의 암화도 억제된다는 것을 알 수 있다. 우리 몸은 부분적으로는 찬 것도 중요하지만 전체적으로 보았을 때 너무 차가우면 암의 발생 조건이 갖추어지기 쉬워진다.

겨울에 추운 곳에 방치된 상황을 떠올려보면 알 수 있는데, 차다는 것저체온은 스트레스가 쌓이기 쉬운 상태라고도 할 수 있다. 또한 공포로 파랗게 질려 적을 피해 도망가거나 반대로 적을 공격하는 상황을 상상해보라. 호흡이 얕아져 자연히 저산소 상태가 된다. 또한 아드레날린이 분비되어 고혈당이 되기도 한다.

저산소·저체온 또는 뒤에서 설명하고 있는 고혈당, 고혈압 모두 스트레스가 많아 몸에 부담이 되는 상태이다. 병의 원인이라고 해도 좋을 것이다.

그러나 그것은 몸에 다가온 위기를 극복하기 위한 반응이며 적응 현상이다. 그렇게 생각하면 병이라고 불리는 현상은 몸의 작용이 나빠진 것은 아님을 알 수 있다.

실제로 현미경으로 관찰하면 암이 매우 성실하게, 열심히 분열하고 있는 것을 알 수 있다. 여러 가지 선입견을 버리고 있는 그대로 보면 그 작용은 기특한 것이며 아주 나쁜 존재라고는 생각할 수 없다.

이것은 몸이 정상적으로 반응한 결과인데, 장시간 노동이나 고민 등으로 저산소·저체온 상태가 지속되면 점점 암세포를 만들어내는 해당계의 세계로 들어가게 된다. 그리고 결국에는 개체의 죽음을 맞이하게 된다.

'지나친 것은 부족함만 못하다'라는 것은 확실하지만 세포가 암화하는 것을 단지 몸의 실패로 보는지, 적응 현상으로 보는지에 따라 병에 대한 대처법이나 그 사람의 생활방식도 크게 바뀌는 것을 알 수 있다.

다시 말하지만, 암은 평범한 일상 속에서 발생하는 병이다.

현대의학이 그것을 어렵게 해석하여 고칠 수 없는 병으로 취급하고 있는 것이다.

80년 전의 연구에 숨겨진 커다란 힌트

지금까지의 이야기에서 암의 발생 구조가 세포 내의 에너지 생성과 크게 관련되어 있는 것을 알 수 있었다. 저산소·저체온과 스트레스를 결부시킨 것은 내가 발견한 것이지만, 이러한 발견에 이른 배경에는 선인先人들의 다양한 연구가 있었다.

해당계가 우위인 상황에서 암세포가 증식한다는 점에 대해서는 이미 20세기 초 독일의 생화학자 오토 바르부르크Otto Heinrich Warburg, 1883~1970년가 지적하여 계속 연구하였다. 자세한 것은 뒤에서 설명하겠지만 바르부르크는 해당계의 시스템 해명에 공적을 남긴 의학계의 거장으로, 1931년에는 '호흡효소'의 성질 등을 발견하여 노벨의학생리학상을 수상하였다.

오토 바르부르크가 발견한 해당계의 시스템은 호기적산소를 좋아하는 미토콘드리아계와 달리 혐기적산소를 필요로 하지 않는 무산소운동인 점을 떠올려보라.

그가 활약한 시대에 해당계의 작용은 '발효'라고 표현되고 있었다. 와인이나 일본주사케는 제조할 때 산소를 차단함으로써 효모와 같은 진균류가 작용하여 발효 작용이 시작된다. 혐기적인 환경에서 당을 분해하는, 즉 해당계의 작용으로 바르부르크 발효가 촉진되는 것이다.

눈치챘을지 모르겠지만 암도 알코올의 발효와 매우 유사한 조건하에서 이루어지며 증식을 반복하고 있다. 저산소·저체온이 암을 증식시키는 조건이라는 것은 그 때문이다.

암세포는, 세포로서는 크기가 큰 것에 비해 미토콘드리아의 수가 매우 적은 것으로 알려져 있다. 요컨대 암세포는 미토콘드리아계 산소계를 사용하지 않고 증식해가는 것이다.

바르부르크가 해당계 에너지에 의해 증식하는 점에 착안한 것은 선견지명이 있는 것이었으며, 그의 발상은 '바르부르크 효과'라고 불리며 그의 사후에도 다양한 형태로 연구가 진행되었다. 그러나 그 후 연구에서 암의 본질이 해명되었다고 보기는 어렵다.

그 원인은 앞에서도 이야기했던 것처럼 유전자 해석이 진행됨에 따라 암의 원인을 유전자의 변이로 파악하는 사고방식이 확대되어감에 따라 '암의 발생 조건'에 관심을 갖는 발상이 사라져갔기 때문이다.

또한 항암제와 같은 약물이 암 치료의 주류가 된 것도 바르부르크 효과가 본질을 잃어간 원인 중 하나일 것이다.

암세포를 실패작으로 보고 그것을 배제해야 치유된다는 발상에서 벗어나지 않는 한, 바르부르크의 연구는 살아나지 않을 것이며 저산소·저체온의 조건하에서 증식하는 암으로 고통받는 현실도 변하지 않을 것이다.

다시 한 번 말하지만 해당계를 우위로 하여 암을 증식시키는 것은 저산소·저체온의 조건하에서이다. 이러한 조건에 주목했을 때 암의 실체가 보이게 된다.

암의 자연퇴축은 간단하게 일어난다

이와 같은 점에 근거하면 암은 해당계분열의 세계에서야말로 효율적으로 살아나게 되는 세포인 것을 알 수 있다.

물론 그것은 몸에 구조적 오류가 있어 발생하는 것이 아니라 생명에 구비되어 있는 적응 현상의 하나이다. 이러한 의미를 이해하면 암의 증식을 막아 자연퇴축시켜 가는 방법도 알 수 있게 된다.

암을 퇴축시키는 것은 결코 어려운 것은 아니다. 암이 적응하기 어려운 환경, 즉 저산소·저체온 상태에서 탈피하여 미토콘드리아계가 활동하기 쉬운 환경으로 바꾸어주면 된다.

현재 암이 자연퇴축한 임상 증례는 드물지 않다. 그 대부분은 3대 암 치료 요법을 이용하지 않는 대체요법에서 나타난다.

대체요법에는 자율신경 면역요법과 같이 체내의 면역기능을 높이는 다양한 치료법이 있는데, 확실히 성과를 내는 것은 공통적으로 '몸을 따뜻하게 하는' 효과가 있는 것들이다.

저산소·저체온에서 분열의 세계가 유지되고 있으므로, 환경을 반대로 바꾸어주면 암의 활동이 불가능해지는 것은 자명한 사실이다. 몸을 따뜻하게 하는 것은 암으로 향하는 면역세포의 활동을 증가시킬 뿐만 아니라 해당계를 축소시켜 암이 활동하기 쉬운 조건 자체를 제거해버리는 것이다.

현대의학에서는 이렇게 과학적으로 도출된 사실을 무시하고 암을 조기발견, 조기치료하여 악자로 여겨지는 암세포를 적출해내려고 한다. 그리고 오직 그 방향으로만 의료기술을 갈고닦아 연구를 진행하고 있다.

그러나 조기발견한 것으로 암의 발생을 완전히 예방할 수 있는 것은 아니다. 원래 암은 특별한 것이 아니라, 우리가 자각하지 못할 뿐 체내에서 매일 만들어지고 있다.

조기발견으로 작은 암을 적출한다고 해도 그 자체에 의미가 있는 것은 아니다. 내버려두면 자연퇴축하는 증례도 많으며, 암 진단을 권장한 시점에서 암이 발생하는 사람은 줄어들지 않는다.

암이 걱정되는 사람은 우선 자신의 생활을 되돌아보자. 그런 다음 해당계_{무산소운동}로 상징되는 전력질주의 생활을 미토콘드리아계 우위의 여유 있는 생활로 바꾸어가도록 해야 한다.

그 구체적인 방책은 몸을 따뜻하게 하고 천천히 호흡하는 것이다. 이러한 미토콘드리아 우위의 생활방식이 스트레스를 완화시켜 암의 발생 조건을 제거하게 된다.

성실한 사람이 암에 걸리는 이유

해당계에 의지하는 생활은, 바꾸어 말하면 스트레스가 많은 생활이다. 암이 스트레스와 깊은 관련이 있는 것은 그 때문이다. 암의 본질을 알고 싶은 사람은 일단 이 점을 확실히 이해하기 바란다.

우리는 본래 해당계와 미토콘드리아계라는 두 에너지 경로를 구분하여 사용하는 것으로 살아가고 있다. 해당계를 과용하면 산소결핍이 되어 유산이 쌓여 피곤하게 되므로 여유 있게 휴식을 취하여 미토콘드리아계로 바꾸면 균형을 맞출 수 있다.

또한 고민이 해결되지 않거나 몸에 스트레스가 쌓이면 저산소·저체온 상태에 빠진다. 고민하는 것도 물론 필요하지만 고민만 해서는 문제를 해결할 수 없다는 것을 알게 되면, 발상의 전환으로 해당계에 편향된 상태로부터 벗어나게 된다.

그러나 성실한 사람 중에는 이것의 교체가 잘되지 않는 사람이 많다. 무언가에 열중한 나머지 장기간에 걸쳐 저산소·저체온 상태에 몸을 방치하고 있는 사람도 있다.

장시간 노동이나 수면부족, 그리고 고민을 계속하는 것도 몸에 있어서 부담이 되며 결코 좋다고는 할 수 없다. 몸은 이러한 상태에도 적응하여 살아남으려고 한다.

이러한 편향된 생활방식에 적응하면 세포가 암화하여 해당계의 작용을 유지하게 된다. 그러한 의미에서 우리 몸은 암을 발생시킴으로써 몸의 균형을 유지하고 있다고도 할 수 있다.

이것이 균형의 진짜 의미이다. 이것을 이해할 수 있으면 암이 무제한으로 계속 증가할 수는 없다는 것도 알 수 있게 된다. 내부 환경을 미토콘드리아 우위로 조정해가면 자연퇴축해갈 가능성은 충분히 있기 때문이다. 그리고 실제로 말기암으로부터 생환한 사람은 수없이 많다.

이제 암은 결코 두려운 존재가 아님을 알게 되었을 것이다. 답을 알고 나면 인과관계가 확실한, 생활과 결부된 병이라는 점을 이해할 수 있게 된다.

암이라는 말을 들으면 대부분의 사람이 두려움을 느끼지만 사실은 그렇게 두려워해야 할만한 근거는 없다. 대부분의 사람들은 두려워하는 것으로 인해 암을 증진시키고 있다.

예를 들면 건강검진 등을 받으면 그때마다 일희일우—喜—憂하여 불안이나 공포와 맞서게 된다. 고의는 아니었겠지만 의사가 검진을 권하는 것이 결과적으로 환자의 스트레스를 증가시켜 암을 만들고 있는 측면도 있는 것이다.

이것은 건강검진이나 휴먼도크human dock, 연속적이고 정기적인 검사를 위해 진찰받을 사람을 입원시켜서 종합적으로 하는 진단에 있어서도 마찬가지이다. 쓸데없는 두려움을 만드는 것이라면 무리하게 계속해 갈 필요가 없다.

나는 자율신경이론을 확립하여 이러한 병의 구조를 이해하게 되었기 때문에 검사라고 이름 붙여진 것은 거의 받지 않게 되었다. 그런 일에 시간을 낭비하는 것보다 일상생활에서 신경 써야 할 일이 많이 있다. 검사를 받았다고 안심하기보다는 생활방식의 균형을 유지하기 위해 주의하는 습관을 들이기 바란다.

무릇 스트레스 자체가 나쁘다는 것은 아니다. 장시간 노동을 하지 말라는 것도 아니다. 그렇게 선악만으로 매사를 보는 것이 아니라, 어느 쪽으로도 치우치지 않는 '중용中庸'의 상태가 생명에 가장 자연스럽다는 것이다.

암에 걸린 것 같은 낮은 건강 상태를 온당한 것으로 볼 것인가, 좀 더 쾌적한 심신 모두 좋은 상태로 균형을 갖출 것인가?

이러한 균형의 의미를 잘 이해할 수 없는 사람은 이 책 안에서 그 힌트를 찾아내기 바란다.

여기에 적은 것은 생명 활동의 과정에서 해명할 수 있는 과학적 사실뿐이다. 뇌를 유연하게 하고 충분히 흡수하여 자신의 생활방식에 반영해가면 점차 그 요령을 알 수 있게 될 것이다.

효율적인 생활방식이 중요하다

아무리 생활의 균형이 중요하다고 해도 생각대로 조절할 수 있는 사람은 많지 않을 것이다. 해당계의 생활방식에 편향되어버리는 것으로 이미 암이나 그밖의 병을 앓고 있는 사람이 있을지도 모른다.

한 번 생겨버린 암을 갑자기 없애는 것은 불가능하다. 그것은 당신이 지금까지 살아온 결과이므로 너무 당황하지 말고 생활방식을 되돌아보는 계기로 받아들이는 것이 중요하다.

암에 걸린다는 것은, 바꾸어 말하면 그것만으로 해당계를 혹사시킨, 짧고 굵고 밀도 높은 충실한 인생을 산 것이다. 젊어서 암으로 사망한 사람은 보통 사람은 할 수 없는 경험을 해왔을지도 모른다.

암이 늦게 발견되어 병기病期, stage가 진행되어버렸다고 해도 그것을 운명으로 받아들이는 것도 하나의 생활방식이 아닐까? 현대의료에 의존하여 치료를 계속하는 탓에 쓸데없는 고민만 늘어나는 경우가 많기 때문이다.

물론 포기하지 않을 거라면 지금까지 이야기한 암의 성질을 잘 이해하여 지금까지의 저산소·저체온의 생활방식으로부터 일념발기—念發起하여 탈피하도록 해야 한다. 그것이 치유로 가는 지름길이다.

진행암advanced cancer이라 해서 모두 사망에 이르는 것은 아니며 기적이라고 할 수 있는 치유 예도 많이 볼 수 있다. 3대 요법만이 암 치료의 전부라고 생각하지 말고 암에 효과가 있는 방법은 가능한 한 시도해보는 것이 좋다. 치료법을 선택하는 것뿐만 아니라 생활방식이나 사고방식 등을 재점검해야 할 항목은 많이 있다.

암에 걸리는 사람은, 바꾸어 말하면 팽대한 에너지가 만들어내는 미토콘드리아계의 경로를 효과적으로 활용하지 못한 사람들이다. 그것은 생명의 진화에 반하는, 매우 효율성이 떨어지는 생활방식이라는 것을 알 필요가 있다.

앞에서 이야기한 것처럼 생명은 미토콘드리아계의 유효운동을 가능하게 함으로써 지금껏 진화를 거듭해왔다. 힘들게 숙달시킨 능력을 활용하지 않고 순발력만의 에너지 경로를 풀가동시켜 힘에 부치는 생활방식을 계속해가면 암에 걸리는 것도 무리가 아닌 것이다.

해당계를 사용하여 있는 힘을 다해 살고 있는 사람은 미토콘드리아계의 여유 있는 생활방식이 있는 것을 아는 것부터 시작하기 바란다. 또 하나의 생활방식이 있다는 것을 안다면 인생의 전기를 맞게 될 것이다.

생활방식을 바꾸는 호흡법

미토콘드리아계를 우위로 하는 데에는 심호흡을 하는 것, 즉 체내에 산소를 충분히 취하는 것도 매우 중요하다. 따라서 이번에는 산소의 중요성에 대해서도 간단히 언급해두기로 하자.

병에 걸린다는 것은 가쁘게 숨을 쉬는 것과 같은 저산소 상태에 빠지는 것이다. 또한 화가 나거나 초조할 때도 마찬가지이다. 화가 나면 원하지 않아도 호흡이 멈추어 무호흡이 되어버린다. 초조한 상태가 매일 지속되면 그것으로 또 저산소 상태가 만성화된다.

호흡이 얕으면 당연히 산소를 몸속의 세포에 충분히 머무르게 하는 것이 불가능해진다. 그러면 산소의 작용에 의해 에너지 생성이 촉진되는 미토콘드리아계는 작동하기 어려워진다.

결과적으로 해당계만 작용하게 되어 저산소·저체온이 일상화되어 암의 발생 조건이 쉽게 갖춰지는 것이다. 이러한 몸의 구조를 이해하면, 천천히 심호흡을 하는 것이 몸의 균형을 갖추는 한 가지 수단임을 알 수 있다.

예로부터 고승이 좌선坐禪을 하여 복식호흡을 반복하는 수행을 계속해온 것은 화, 초조함 또는 미혹迷惑을 평정하여 해당계를 쉬게 하는 것으로, 미토콘드리아계의 깨달음의 세계로 전환하기 위한 지혜였던 것이다. 태극권이나 요가와 같은 유산소운동이 건강법으로서 중요시되어 온 것도 이와 같은 이유이다.

몸을 따뜻하게 하는 것과 함께 적절한 운동으로 산소 공급을 하는 것, 이것이 해당계에 편향된, 스트레스가 많은 일상으로부터 탈피하여 영기英氣. 뛰어난 기상과 재기를 기르는 최선의 방법이다. 그러므로 평소에 실천해 기분전환을 능숙하게 할 수 있으면 암을 예방할 수 있다.

여담이지만, 고지훈련과 같이 산소가 적은 땅에서 운동하면 우리 몸은 저산소 상태에 적응하기 위해 골수 분열을 촉진한다. 그 결과 산소를 운반하는 적혈구나 헤모글로빈의 수가 증대한다. 일반적인 호흡을 하는 것만으로 괴로우므로 몸은 산소 운반량을 증가시킴으로써 환경에 적응하려는 것이다.

조절 방법이 잘못되면 고산병에 걸릴 위험도 있지만 산소 공급 능력이 높아진 상태에서 평지로 돌아가면 얼마 동안 미토콘드리아계의 경로를 가동하기가 쉬워진다. 그 때문에 지구력 향상이 필요한 마라톤 선수도 이 방법을 도입하고 있다. 2010년 월드컵 직전에도 일본팀은 고지인 스위스에서 합숙을 실시하여 좋은 성적을 거두었다.

또한 산소부족을 빠르게 해소하는 방법으로서 최근에는 산소 캡슐과 같은 기기를 이용하는 것도 인기를 얻고 있다. 기계를 사용하여 인공적으로 산소를 흡입하는 것이기 때문에 단시간에 미토콘드리아계가 활성화하여 피로를 회복시킬 수 있다. 그러나 보통은 휴식만으로도 피로를 회복할 수 있다.

에너지를 대량으로 소비하는 스포츠 선수에게는 메리트가 있는 방법일지 모르지만 기기에 과잉으로 의존하는 사람은 '숨가쁘게' 사는 것도 의미가 있다. 성장과 노화는 종이 한 장 차이인 것을 생각하면 호흡법이나 유산소운동을 지속하는 것이 무리 없는 자연스러운 방법이라고 할 수 있을지도 모른다.

우리는 호흡을 하지 않으면 안 된다. 이 호흡으로부터 얻은 산소를 필요로 하는 미토콘드리아계와 산소를 싫어하여 음식물의 영양소만을 원료로 하고 있는 해당계, 이 두 에너지 경로가 세포 내에 공존하고 있는 것이 우리 인간의 모습이다.

　다음 장에서는 생명 활동의 열쇠를 쥐고 있는 미토콘드리아의 기원에 착안하여 해당계와 미토콘드리아계의 불가사의한 관계에 대해 깊이 고찰해가기로 하자. 이것은 병에 걸리지 않는 균형 잡힌 생활방식의 힌트가 될 것이다.

저산소 · 저체온 상태로부터 벗어나자

이 장에서 이야기한 '암은 저산소 · 저체온에 대한 몸의 적응 현상이다'라는 것이 이 책의 최대 포인트이다. 암이 몸의 실패로 생기는 것이 아니라는 것을 이해하게 되면 3대 암 치료 요법(수술, 항암제, 방사선 치료)에 의존해온 지금까지의 의료의 자세도 완전히 변하게 된다.

병이란 원래 과로나 고민 등 일상화된 스트레스 때문에 발생하며 매우 흔한 생명 현상이다. 생명 현상을 있는 그대로 파악할 수 있으면 더 이상 복잡할 것이 없으며 누구나 '그렇게 간단한 거였어?'하고 납득하게 된다.

치료에 대해서도 저산소 · 저체온 상태로부터 벗어나는 것을 전제로 하면 '몸을 따뜻하게 한다', '장시간 노동을 줄인다', '천천히 호흡한다' 등 아주 간단한 방법이 유효한 것임을 알 수 있게 된다.

2장

병에 걸리지 않는
균형 잡힌 생활방식

우리 인간은 미토콘드리아계의 유산소운동을 도입하여

산소의 힘을 활용해 성장하고 오래도록 살아갈 수 있는 존재이다.

장수하고 싶다면 순발력에 너무 의존하지 말고

미토콘드리아계의 여유 있는 유산소의 세계에 기반을 두는 것이 필요하다.

그러한 의미에서는 화를 진정시키는 것도 매우 중요하다.

효율적으로 에너지를 만드는 세균의 탄생

앞장에서 이야기한 것처럼 우리는 세포 내에 해당계와 미토콘드리아계라는 두 종류의 에너지 공장을 가지고 있다.

해당계가 산소를 필요로 하지 않는, 음식물의 영양소탄수화물만으로 에너지를 만들어내는 시스템인 데 비해, 미토콘드리아계는 영양소와 함께 호흡으로 얻어진 산소 등도 에너지 생성의 원료로 하고 있다. 또한 탄수화물뿐만 아니라 지방이나 단백질도 에너지원으로서 사용할 수 있다.

이러한 미토콘드리아계의 요소가 더해지면 에너지 생성 능력이 비약적으로 증가한다. 하지만 그렇다고 해당계가 필요 없다는 말은 아니다. 전신의 60조 개 세포 내부에서 이 두 공장이 잘 공존하여 각각 역할 분담을 하면서 생명 활동을 영위해가는 것이다.

그런데 이상하지 않은가? 왜 세포 내에 에너지 공장이 두 개나 필요한 것일까? 이 점을 제대로 이해하지 못하면 인간이왜 병에 걸리며, 왜 암과 같은 병으로 고통받는지를 파악할 수가 없다.

생물의 에너지 생성 기구는 매우 복잡하지만 하나하나의 작용에는 분명한 의미가 있으며 그것이 생긴 배경도 있다. 거기에 병의비밀도 숨겨져 있는 것이다.

근원을 더듬어가면 인간은 하나의 세포로 이루어진 단세포생물에 지나지 않았다. 그 단세포생물이 오랜 세월에 걸쳐 지구상의 환경에 적응해왔다. 그 과정에서 에너지 공장인 미토콘드리아를 새롭게 갖추고 다세포화하여 조직기관을 만들고대형화하여 진화를 이루었다.

먼저 그 출발 지점인 생명체가 탄생한 단계로 돌아가보자.

약 28억 년 전 지구의 대기는 질소나 탄산가스 중심이었으며아직 산소는 없었다. 산소가 없는 세계에서 생명은 태어난 것이다. 그러다보니 당연히 무산소에서 성립되는 해당계의 에너지 시스템을 사용하여 살아가는 수밖에 없었다.

초기의 원시생물은 무산소 세계에서 분열하면서 번식해왔다는 것인데, 이것은 말하자면 '불로불사不老不死'의 상태이다. 영양이 공급되지 않거나 환경이 험해지면 활동이 정지하지만, 이는 죽음을 뜻하는 것이 아니며 생존 조건이 갖추어지면 다시 활동을 시작한다. 개체가 타버리지 않는 한 생명은 계속되는 특성이 있기 때문이다.

이러한 불로불사의 원초 생명의 세계에 큰 변화가 일어난 것은 약 20억 년 전이라고 한다. 초기 생명원핵생물 중에서 태양광을 에너지로 바꿀 수 있는 광합성 균이 활약하기 시작한 것이다.

광합성은 태양에너지를 이용하여 물과 이산화탄소로부터 양분탄수화물을 합성하는 시스템인데, 이 합성 과정에서 산소가 노폐물로서 생긴다. 즉, 광합성 균이 번식하여 질소나 탄산가스로 점유된 대기 중에 산소가 섞여 점차 그 농도가 높아진 것이다.

초기의 원시생명은 산소를 필요로 하지 않는 해당계의 세계에서 살아왔기 때문에 산소농도가 높아지는 것은 중대한 문제이다.

현재 대기 중에는 산소가 21% 포함되어 있는데 약 20억 년 전의 단계에서 2%까지 상승했다고 한다. 0%였던 것이 2%로 증가한 것만으로 종래의 혐기성 세균산소를 싫어하는 세균은 생명의 위기에 빠졌다.

이러한 위기에서 출현한 것이 산소를 사용하여 효율적으로 에너지를 만드는 세균이다. 사실은 이 호기성 세균산소를 좋아하는 세균이 미토콘드리아라는 소기관의 '선조'라고 알려져 있는 것이다.

세균이 에너지 공장이 된 이유

'우리가 살기 위한 활동 에너지를 만들어내고 있는 세포 내부의 에너지 공장은 그 근원을 더듬어가면 세균의 일종이었다.'

이런 이야기를 들으면 놀라는 사람도 많을 것이다.

그러나 우리 몸을 구성하고 있는 세포는 원래 해당계의 세포생물 중에 미토콘드리아계의 세균이 기생한 것으로, 그 결과 팽대한 에너지를 획득할 수 있게 되어 비약적인 진화를 이루었다고 여겨진다.

그럼 산소를 에너지로 바꾸는 것이 왜 생명의 진화로 이어진 것일까? 이 점에 대해서는 뒤에서 설명하기로 하고 여기에서는 호기성 세균이 혐기성 세균에 기생하게 된 이유에 대해서 생각해보기로 하자.

우선 생각할 수 있는 것은 호기성 세균이 활동한 부위는 산소가 소비되므로 부분적으로 무산소 상태가 되어버리는 것이다.

따라서 해당계만으로 살아온 우리 선조세포혐기성 세균의 생존자가 피난해 온 것도 있을 것이다. 선조세포에 있어서는 산소를 먹어온 호기성 세균을 의지할 수밖에 없었다. 한편 호기성 세균에 있어서는 해당계에서 만들어낸 영양유산을 나누어 받을 기회도 있었다.

'서로에게 장점이 있기 때문에 서서히 접근하기 시작하여 세포막이 융합되고 결국은 선조세포가 호기성 세균을 포합抱合. 생체 내에서 약물·독물 따위의 유해물질이 다른 물질과 결합하는 일하는 형태로 일체화되었다'는 이러한 시나리오가 성립된다. 이것은 호기성 세균, 즉 미토콘드리아의 측면에서 보면 기생이지만 선조세포로부터 보면 합체라고 할 수 있다.

이렇게 해당계에서 만들어진 당의 일부는 미토콘드리아의 먹이가 되어 안정된 공존을 할 수 있게 되었다. 물론 기생한 호기성 세균미토콘드리아은 원래 독립된 생명이기 때문에 유전자 DNA도 가지고 있었다.

단, 기생한 이후는 본체에 자신의 DNA 정보의 일부를 넣어 버려 단체單體로는 생존할 수 없게 되었다. 이렇게 하여 외부의 생명이었던 호기성 세균은 미토콘드리아라는 소기관으로 변화해간 것이다.

여담이지만, 이러한 경위로 미토콘드리아는 세포 안에 지금도 독자적인 DNA를 갖고 있다. 단지 그것은 자신의 분열·복제 시에만 이용되고 그밖의 작용은 본체 핵의 DNA에 위임하였다.

대량의 활동 에너지를 만드는 산소

어쨌든 이러한 두 생명의 융합 현상이 약 20억 년 전에 일어났다. 물론 한쪽이 산소를 좋아하고 한쪽이 산소를 싫어하기 때문에 처음부터 수월하게 타협되었을 리는 없다. 실제로 약 8억 년간은 불안정한 상태를 지속하다가 겨우 일체화하였고 생각된다.

그렇게 하여 만들어진 세포는 우리 몸 세포의 원형이라고 할 수도 있으며, 기생한 미토콘드리아뿐만 아니라 이미 DNA를 집어넣은 세포핵을 비롯한 다양한 소기관이 구비되어 있다.

미토콘드리아가 기생하기 이전의 생물이 원핵생물原核生物, prokaryote이라고 불리는 데 비해, 이들은 진핵생물眞核生物, eukaryote이라고 불리고 있다. 약 12억 년 전 우여곡절을 겪어 우리의 직접 선조인 안정된 진핵세포가 탄생한 것이다.

다세포화가 가능하게 된 것도 이즈음이다. 우리가 60조 개 세포 내에 두 에너지 생성의 시스템을 유지하고 있는 것은 이 태고의 세포끼리 합체한 여파인 것을 알 수 있다.

그때까지 해당계의 세계에서 분열만을 반복해온 생명은 내부에 미토콘드리아를 감싸는 것으로, 이후 복잡화한 세계로 들어가게 되는 것이다. '복잡화'라는 것은 성장하여 변화하고 이윽고 죽음을 맞이하는 과정에서 유전으로 자손을 남긴다는 시스템이다.

한편 합체하지 않고 계속 살아간 세균은 지금도 원핵생물의 동류로서 분열을 반복하여 불로불사不老不死의 세계를 살아가고 있다.

우리의 세포도 분열은 하지만 앞에서 이야기한 것처럼 무제한은 아니다. 그리고 해당계에서 만들어낸 영양소는 모두 사용되지 않고 기생 생명체인 미토콘드리아계로 이어져 여기에서 더욱 팽대한 에너지를 만들어내는 구조로 되어 있다.

이러한 관계성을 이해하기 위해 이번에는 이 2가지 경로로 성립된 에너지 생성의 구조를 대략적으로 살펴보기로 하자.

우리가 식사를 하면 음식에 들어 있는 영양소가 장에서 소화 흡수되어 혈액이나 림프액을 통해 온몸의 세포로 운반된다. 세포 내에서 에너지의 재료가 된 영양소는 주로 탄수화물^{포도당}이다. 밥이나 빵, 감자류, 설탕 등에 포함되어 있는 성분이 세포 내에서 분해되는 과정에서 활동 에너지가 만들어지게 된다.

이것이 당으로부터 에너지를 만들어내는 해당계의 구조이다. 단, 여기에서 만들어진 에너지는 인간의 생명 활동을 유지할 만큼의 양은 아니다. 앞장에서 다루었듯이 순식간에 만들어져 순식간에 소비되고 있다. 원핵세포에게는 충분한 양이지만 인간의 활동에 있어서는 고작 순발력을 갖추는 것밖에 할 수 없는 에너지이다.

당연히 부족한 부분은 다른 것으로 보충해야 한다. 이때 필요한 것이 미토콘드리아계의 에너지 공장이다.

해당계에서 분해된 영양소는 미토콘드리아의 내부에서 더욱 분해되어 수소가 만들어져 나온다. 이 수소가 다른 경로로 운반되어온 산소와 결합해가는 과정에서 대량의 활동 에너지가 생성되는 것이다.

하나의 포도당 분자를 시작으로 해당계에서 만들어진 에너지가 고작 2분자인 것에 비해, 미토콘드리아계에서는 36분자의 에너지가 만들어진다. 미토콘드리아에서 얼마나 대량의 에너지가 만들어지는지 알 수 있다.

미토콘드리아계의 에너지는 해당계와 같이 순발력·즉효성은 없지만, 수소를 활용하여 엄청난 에너지를 생성하여 인간과 같이 진화하여 거대화한 생물의 생명 활동을 유지하고 있다.

붉은 근육과 흰 근육이 있는 것은 왜인가?

지금까지 세포 내의 미토콘드리아의 기원이나 에너지 생성의 구조에 대해서 살펴보았다. 여기서 오해하지 않았으면 하는 것은 하나의 세포에 하나의 미토콘드리아가 있는 것은 아니라는 점이다.

신체 부위에 따라 다르지만 하나하나의 세포에 평균적으로 수백에서 수천 개의 미토콘드리아가 흩어져 있다. 마치 세포 내에서 무수한 발전소가 산소를 원료로 하여 가동하고 있는 것 같다. 그 총합이 우리 인간 활동의 원천이다.

그럼 어떤 부위에 미토콘드리아가 많을까? 바로 앞에서 말한 것은 골격근의 일부적근, 뇌, 신경, 간 등이다.

그중에서도 적근赤筋은 심층근inner muscle, 몸의 내부에 있는 근육이라 불리며 세포 내에 5,000개나 되는 미토콘드리아가 작용하고 있다.

또한 뇌나 신경의 세포 내에는 4,000개, 간세포 내에는 2,000개의 미토콘드리아가 있다. 그리고 성숙한 난자에는 10만 개나 되는 미토콘드리아가 존재하고 있다.

이러한 부위는 모두 미토콘드리아계가 우위로 작용하고 있으므로 세포분열은 거의 하지 않는 것이 특징이다. 예를 들면 뇌나 신경세포의 경우 유소년기까지만 분열하고 그 후에는 고정화된다. '세 살 버릇 여든까지 간다'라는 말은 미토콘드리아의 성질과 관련된 것이 아닐까?

이 조직기관들은 미토콘드리아를 가동시키기 위해 다량의 산소를 필요로 한다. 앞장에서 미토콘드리아가 많이 포함된 세포로 구성된 근육은 산소가 많이 운반되므로 호흡효소에 포함되어 있는 철이 산화되어 붉은색을 띤다고 이야기하였다. 이것은 뇌와 간 모두 마찬가지이다.

부위에 따라 다르지만 선명한 근육을 예로 들어 다음과 같이 정리해보자.

> • 세포에 미토콘드리아가 많다. → 근육이 붉어진다. = 적근
> • 세포에 미토콘드리아가 적다. → 근육이 붉어지지 않는다. = 백근

복습해보면 체내의 보이지 않는 부분에서 작용하고 있는 심층근_{적근}과 달리 백근은 신체 표면 가까이 있는 근육으로 무거운 것을 들어올리거나 날거나 날갯짓을 할 때에 필요한 근육이다.

지금까지 이 책을 읽은 독자라면 뭔가 감이 올 것이다. 순발력을 만들어내는 백근白筋은 해당계, 호흡이나 혈액순환에 관여하며 지구력을 만들어내는 적근赤筋은 미토콘드리아계의 근육이라고 할 수 있다. 적근은 지근遲筋, 백근은 속근速筋이라고도 부르는데 그것은 세포의 에너지계의 차이이다.

알기 쉬운 예를 들면, 육상에서 단거리 달리기는 백근_{해당계},

마라톤 등 장거리 달리기는 적근미토콘드리아계의 세계이다해저에 잠겨 있다가 순간적인 움직임으로 미끼를 무는 가자미는 흰 몸, 대해원을 몇 천 킬로미터나 회유하는 참치는 붉은 몸인 것도 같은 이유이다.

2008년 베이징 올림픽에서 세계신기록을 연발한 우사인 볼트Usain Bolt와 같은 단거리 달리기 선수는 해당계의 백근을 잘 활용하는 것으로 어느 정도 순발력을 발휘한다. 해당계의 세계는 무호흡이기 때문에 경기 중에 조금이라도 숨을 쉬면 해당계백근가 억제되어 순발력을 발휘할 수 없게 된다.

물론 해당계의 에너지는 생성되는 양이 적으므로 오래 지속되지 않는다. 예를 들면 단거리 달리기에서는 400m 달리기가 상한이 되는데, 세계신기록은 남자가 43초, 여자가 47초 정도이다. 사람이 무호흡으로 참을 수 있는 것이 1분 정도라는 것을 생각하면 이것이 해당계 기능의 한계이다.

그 때문에 이 이상의 거리가 되면 해당계만으로는 다 처리할 수 없게 되어 미토콘드리아계의 유산소운동으로 바뀐다. 그 연장선상에 42.195km를 완주하는 마라톤이 있다. 대부분의 스포츠는 해당계와 미토콘드리아계가 교체하면서 우열을 다투는 것이다.

두 에너지계를 활용한 운동법

근육과 에너지계의 관계에 대해 조금 더 생각해보자. 스포츠 세계에서는 선수의 경기력을 높이기 위해 이러한 두 에너지계의 특성을 다양한 형태로 이용하고 있다.

예를 들면 무산소의 해당계의 특성을 잘 이용한 훈련법으로 인터벌 트레이닝이나 가압식 트레이닝이 있다.

인터벌 트레이닝은 전력질주빠르게 달림와 휴식주천천히 달림를 교차로 반복하여 순발력을 익히는 방법인데, 휴식주에서 전력질주로 바꾸는 것으로 해당계의 순발력을 단련시킬 수 있다. 천천히 걷다가 갑자기 빠른 걸음으로 바꾸는 것은 일상생활 속에서 지구력과 순발력을 균형 있게 기를 수 있어 프로 스포츠 선수들이 많이 사용하는 방법이다.

또한 가압식 트레이닝은 발이나 팔에 전용 벨트를 채워 혈류를 제한한 상태에서 근력 훈련을 하는 것이다. 혈류를 억제하면 무산소가 되므로 해당계의 작용이 강화되어 백근의 세포 생성이나 분열이 쉽게 촉진된다. 그 결과 단시간 또는 저부하에서 일반적인 근육 훈련 이상의 효과를 얻을 수 있게 된다.

이러한 훈련법을 도입하면 두 에너지계를 활성화시킬 수 있지만 물론 한계는 있다. 우리 몸은 연령이 높아감에 따라 차츰 해당계에서 미토콘드리아계로 교체되어가는 성질이 있기 때문이다.

스포츠 선수의 대부분이 30대가 되면 은퇴하는 것은 해당계 에너지순발력를 잘 사용할 수 없게 되기 때문이다.

이에 비해 여유 있는 움직임으로도 대응할 수 있는 골프나 양궁과 같은 스포츠는 노인 세대에서 활약할 수 있다. 골프에서 해당계를 사용하는 것은 쇼트short뿐이므로 미토콘드리아계의 에너지를 잘 활용하면 꽤 높은 연령까지 현역으로서 활약할 수 있다.

또한 동양의 무도나 무술에는 합기도나 기공과 같이 평생 계속할 수 있는 운동법이 많이 있는데, 이들은 모두 심한 움직임보다는 호흡법산소 공급을 매우 중요시하고 있다.

유산소운동으로 미토콘드리아계가 활성화되어 지구력이 길러지면 세포가 활성화되므로 건강법으로서도 큰 도움이 된다. 무도나 무술의 달인은 미토콘드리아계 활성화의 달인이기도 하다.

세계신기록을 양산한 수영복의 비밀

 해당계와 미토콘드리아계의 관계를 이해하기 위해 스포츠와 관련된 이야기를 조금 더 소개해보자.

 앞에서도 다루었듯이 베이징 올림픽 때 수영경기에서 레이저 레이서LZR Racer라는 수영복을 착용한 선수가 세계신기록을 연발하였다.

 레이저 레이서는 NASA미국 항공우주국 등의 협력으로 매듭을 전혀 짓지 않고 발수성을 높여 물에 대한 저항을 최소한으로 줄이는 것을 목적으로 하여 개발된 것이다. 수축력이 매우 강한 소재이기 때문에 울퉁불퉁하지 않고 매끄러워 저항성을 감소시키는 데 효과적이며, 이 수영복을 입으면 물속을 부드럽게 헤엄쳐나갈 수 있다고 한다.

 단, 지금까지 읽어온 독자라면 이러한 저항성의 문제와는 다른 시점에서 레이저 레이서의 효과를 발견할 수 있을 것이다. 그러나 제조사 측은 눈치채지 못했던 것 같다. 지금부터 설명할 레이저 레이서의 효용을 서신으로 보냈더니 이 점에 대해서는 의식하지 못했다는 답변이 돌아왔다.

 다른 사람의 도움 없이는 입을 수 없는, 신축성이 매우 강한 수영복을 착용하면 혈류가 단번에 억제되어 전신이 저산소 상태가 된다. 가압식 트레이닝과 같이 해당계의 에너지가 단번에 높아져 보통 이상의 순발력이 발휘된다. 그 결과 좋은 기록이 나오는 것이다.

수영은 물속에서 숨을 멈추기 때문에 해당계가 우위인 스포츠인데, 수축된 수영복을 입으니 혈류가 억제되고 그 상승효과로 순발력이 향상되는 것이다.

반드시 그 증거라고 할 수는 없지만 레이저 레이서를 착용한 선수는 100m 이상의 거리에서는 좀처럼 좋은 기록이 나지 않았다. 100m 이상의 거리가 되면 지구력미토콘드리아계도 관련되므로 해당계의 에너지를 활용하는 것만으로는 충분히 능력을 발휘할 수 없기 때문이다.

이처럼 무산소 상태를 만들어 해당계를 우위로 하여 기록을 향상시키려고 하는 시도는 레이저 레이서가 등장하기 이전에도 주로 영법泳法을 둘러싸고 화제가 되었다.

예를 들면 배영선수로 활약하고 있는 스즈키 다이치鈴木大地 선수는 30m나 되는 거리를 잠영潛泳하는 바사로 킥Vassallo kick 영법을 도입하여 1988년 서울 올림픽에서 멋지게 금메달을 획득하였다. 그 후 이 영법은 15m까지로 제한되었는데, 장시

68

간 잠영하는 것이 체내를 강제적으로 무산소 상태로 만들어 해당계순발력를 높이는 것에 그 효과의 비밀이 있다.

주쿄대학교中京大學校의 다카하시 시게히로高橋繁浩 선수도 평영의 메달 후보였는데 레이스 중에 머리가 완전히 잠겨버리는 것이 영법 위반이 되어 모스크바 올림픽의 국가대표 자리를 놓쳤다. 나중에 룰이 개정되고 그의 영법이 인정되어 LA, 서울 올림픽에 연속 출전했는데 이 영법도 무산소 상태에서 해당계가 활성화되는 것과 관련이 있는 것이다.

해당계와 미토콘드리아계는 인간이 갖추고 있는 각각 다른 성질의 능력이다. 각각의 활동을 어떻게 활용하는가에 따라 순발력과 지구력을 잘 조절할 수 있다. 이론적으로 이해할 수 없어도 이 감각을 몸에 익히면 실력을 크게 발휘할 수 있는 것이다.

체온을 높이는 것은 건강의 지혜

해당계를 잘 활용하면 무산소운동이 되어 순발력이 높아진다. 이것은 일부 스포츠에만 한정되는 것은 아니다. 일상생활에서 단적으로 볼 수 있는 것은 화가 났을 때이다.

 욱해서 화를 낼 때 사람은 자연히 숨을 멈추게 된다. 숨을 멈춘 상태가 지속되면 혈류도 멈추기 때문에 저산소 상태가 되기도 한다. 저산소·저체온이 암의 발생 조건이라고 하였으니 '역시 화를 내는 것은 좋지 않다'라고 생각할지도 모른다.

 그러나 무산소 상태는 오래 지속되지 않는 것이 특징이다. 숨을 멈춘 상태가 1분간 지속되면 진정되어 유산소의 세계로 바뀐다. 이것이 화가 가라앉은 상태이다. 화를 내는 것은 몸에 좋지 않다고 하지만, 보통은 자연스럽게 진정된다.

 이러한 몸의 구조를 잘 파악하여 화를 잘 내는 상사가 있다면 같이 싸우려 들지 말고 폭풍이 지나가기를 기다린다. 폭풍이 지속되는 시간은 1분, 과호흡이라고 해도 2~3분 정도이기 때문이다.

 화는 오래가더라도 3분이라고 생각하면 여기에 휘둘리거나 욱해서 같이 싸우는 일도 없어진다. 30분 정도 방치해두면 지쳐서 화낼 기력도 사라진다.

 이러한 논리라면 박력 있게 화를 내고 싶은 사람은 얼굴이 창백해질 정도로 숨을 잠시 멈추는 것이 좋다. 중요한 상황에서는 숨을 참고 심하게 화내는 것도 나쁘지 않다.

단, 화를 너무 자주 내면 저산소·저체온의 세계가 일상화된다. 그것은 역시 몸에 좋지 않다. 저산소·저체온의 해당계는 분열의 세계이기도 하므로 스트레스가 많아지면 이윽고 세포의 암화가 초래된다. 화가 나면 초조해지며 그것이 병의 원인이 되기도 한다.

스포츠에서도 너무 심한 훈련을 계속하면 해당계의 무산소 상태에 빠지게 되어 저산소·저체온을 일으킨다.

우리 인간은 미토콘드리아계의 유산소운동을 도입하여 산소의 힘을 활용해 성장하고 오래도록 살아갈 수 있는 존재이다. 장수하고 싶다면 순발력에 너무 의존하지 말고 미토콘드리아계의 여유 있는 유산소의 세계에 기반을 두는 것이 필요하다. 그러한 의미에서는 화를 진정시키는 것도 매우 중요하다.

화가 나 이성을 잃는 것은 대인관계뿐만 아니라 세포에도 좋지 않다. 도를 넘었다면 균형을 되돌리기 위해 우선 저산소·저체온의 세계로부터 빠져나가도록 노력해야 한다. 미토콘드리아계를 우위로 하는 심호흡이나 체온을 높이는 것이 예로부터 전해져온 심신 건강의 지혜인 것도 그 때문이다.

남자는 몸을 차게 하는 것도 중요

저산소·저체온으로 치우친 생활에서 탈피하는 것이 중요하다고 설명하였지만, 저산소·저체온의 세계가 우리의 삶에 불필요한 것은 아니다.

우리 인간에게는 해당계와 미토콘드리아계, 이 두 종류의 에너지가 갖추어져 있다. 어느 쪽이 좋다, 나쁘다 할 수 있는 것은 아니며 양쪽 모두 필요한 것이다. 해당계의 세계가 암으로 이어진다고 해서 단지 악자 취급한다면 화도 낼 수 없게 된다.

그런데 현대인은 화내는 것을 잊어버린 것 같다는 생각이 든다. 도리에 맞지 않는 일이 있으면 사람은 당연히 화를 내야 한다. 해당계의 순발력을 슬기롭게 사용할 수 있어야 하는 것이다.

그렇지 않으면 사회의 부정은 사라지지 않고 모두가 아무 탈 없이 무사히 끝내는 데에만 관심을 갖게 될 것이다. 내 입장에서 말하자면, 나이를 먹어가면서 너무 둥글둥글해지면 문제가 많은 현대의료에 대해 어떠한 비판도 할 수 없게 될 것이다.

현대의료는 병을 나쁜 것으로 간주하여 그것을 배제하려는 발상으로 진보퇴보(?)해왔지만, 나쁜 것을 배제하기만 한다고 해서 문제를 해결할 수 있는 것은 아니다. 그와 마찬가지로 스트레스가 나쁘기만 한 것은 아니다.

저산소·저체온을 무턱대고 두려워하는 것도 문제이다. 앞 장에서 다룬 것처럼 특히 남성의 경우 저체온은 정자를 분열시키는 필요조건이다. 따라서 일본 각지에서 자손 번영을 기원하는 나체 축제와 같은 행사가 수백 년, 수천 년에 걸쳐 지속되어왔다.

최근 어느 포스터의 남성상반신 나체의 가슴털이 짙은 남성이 화제가 된 이와테현岩手縣의 소민제蘇民祭는 속옷 하나 걸치지 않은 전라로 축제가 진행되는데, 이것은 추위에 노출시켜 해당계를 단련하는 것이다.

또한 눈 속에 새신랑을 내던지는 니가타현新潟縣의 무코나게婿投. 신랑 던지기와 같은 전통 행사도 의학적 견지에서 생각하면 추위 속에서 정자의 분열을 촉진하는 것이며, 이것은 아이를 만드는 데 힘쓸 남성에게 주는 전별餞別이라는 의미도 있을 것이다.

기후가 온난한 가고시마鹿兒島에서는 한중수영寒中水泳 등이 성황리에 이루어지고 있는데, 이것도 해당계를 우위로 하는 지혜라고 할 수 있다. 일본의 선조는 중요한 순간에 해당계의 세계에 들어와 강한 자손을 남기려고 한 것이다.

또한 나가노현長野縣은 한랭지이지만 남성의 평균 수명은 항상 상위에 있다. 일본인 남성보다도 장수국인 아이슬란드는 그 이름대로 얼음의 나라이다.

또 하나의 장수국은 스위스인데 높은 곳에 있는 한랭지이다 그 외에는 이탈리아 산중에 있는 소국(小國)인 산마리노(San Marino)밖에 없다. 고환을 차게 하여 정력을 높이는 것을 도모하는 방법도 옛날부터 시도되어왔다.

그러나 현대인은 무턱대고 너무 열심히 일한 결과 만성적인 저산소·저체온이 되어 건강 수준이 대폭 저하되었다. 이래서는 결정적인 순간에는 해당계의 에너지도 사용할 수 없다. 요컨대 해당계를 잘 사용하지 못한 생활방식이 암의 원인이 되기도 하는 것이다.

나이를 먹어 암에 걸리는 것은 오랜 세월에 걸쳐 쌓아온 균형이 무너진 것이 점차 나타나는 것이다. '암을 치료해달라'고 하여 수술이나 항암제로 암세포를 사멸시키는 것만으로는 이 균형의 붕괴는 바뀌지 않는다.

그보다도 옛날 사람처럼 여유 있게 탕치湯治, 약탕에 몸을 담그는 한의학 요법를 하거나 운동을 하여 몸을 따뜻하게 하는 것으로 심신의 스트레스를 줄여 암세포가 생존하는 조건을 감소시켜 가야 한다. 그렇게 하여 미토콘드리아계의 생활방식을 취하는 것이다.

이러한 점에 근거하여 다음 장에서는 우리에게 플러스가 되기도 하고 마이너스가 되기도 하는 스트레스를 어떻게 대할 것인지 생각해보자.

우리 몸이 실행하는 2가지 생존 방법

우리 몸에는 60조 개나 되는 세포에 해당계와 미토콘드리아계라는 두 에너지 경로가 갖추어져 있다는 것을 반드시 기억해두기 바란다.

이 중 암이 증식할 때 우위가 되는 것은 해당계의 에너지이다. 그렇다고 해서 해당계를 악자 취급하는 것은 옳지 않다. 무산소 상태에서 활발해지는 해당계는 순발력을 담당하고, 유산소 상태에서 활발해지는 미토콘드리아계는 지구력을 담당하여 각각 역할 분담하는 것으로 우리의 생명 활동이 성립되고 있기 때문이다.

한 번에 만들어지는 에너지양은 미토콘드리아계가 단연 높지만, 현대인은 이 미토콘드리아계 에너지를 잘 사용하지 못하고 있다. 해당계 에너지(순발력)에 의존하는 여유 없는 생활방식에 치우쳐 저산소·저체온 상태를 초래하고, 그것으로 인해 병에 걸린다는 것을 깨달아야 한다. 중요한 것은 생활방식의 균형이다.

3장

스트레스에 대한
최고의 대책

휴식을 취할 수 없어 계속 과로를 하는 사람은

저산소 · 저체온이 되어 결과적으로 암이 발생한다.

또는 고혈당이나 고혈압이 지속되어 생활습관병이 나타나

이윽고 뇌경색이나 심근경색에 걸리는 경우도 있다.

따라서 우리 몸이 스트레스에 열심히 대응하려고 병을 일으키는 것이다.

스트레스는 꼭 나쁜 것인가?

앞에서 암에 걸리는 것은 나쁜 것이 아니라 저산소·저체온 상태에 빠진 몸의 적응임을 설명하였다.

세포를 암화시키는 저산소·저체온 상태는 우리의 일상에 비추어보면 스트레스가 과다한 상태이다. 예를 들면 항상 정글 속을 떠돌아다니고 있는 것 같은 상태이며, 거기에는 일의 정신적 압박이나 힘든 인간관계 등 다양한 '짐승들'이 숨을 죽이고 있다.

우리 몸은 언제든지 이런 '짐승'에 대처할 수 있도록 순발력을 발휘할 수 있는 저산소·저체온 상태를 만들어낸다. 해당계 에너지를 사용하여 경우에 따라서는 암을 만들어내는 것으로 위험을 극복하려고 하고 있다.

암이 나쁜 것이라고 생각하고 있으면 이러한 몸의 작용은 이해할 수 없게 된다. 그리고 이러한 스트레스 과다는 자율신경 작용에 영향을 준다.

내 저서를 읽은 사람이라면 자율신경이 활동 시에 작용하는 교감신경과 휴식 시에 작용하는 부교감신경으로 나누어진다는 것은 잘 알고 있을 것이다.

이 중 스트레스가 쌓였을 때에 작용하는 것은 교감신경이다. 초조해하거나 몹시 화를 내면 교감신경의 지령으로 아드레날린이나 노르아드레날린 또는 도파민과 같은 신경전달물질이 분비되어 심장박동이 빨라지거나 혈압, 혈당치가 높아진다.

이러한 신경전달물질이 필요한 것은, 신경계는 선으로 된 것이 아니라 무수한 신경세포가 모여 있기 때문이다. 신경전달물질이 신경세포 사이의 틈시냅스을 오가는 것으로 전신에 정보가 전달되는 것이다.

이 자율신경과 호르몬의 구조를 간단히 도식화하면 다음과 같다.

- 스트레스 발생
  ↓
- 교감신경이 자극됨
  ↓
- 아드레날린이나 노르아드레날린 등을 분비
  ↓
- 혈관이 수축하여 혈류가 멈춤

이러한 혈류를 거쳐 우리 몸은 저산소·저체온, 그리고 고혈당이나 고혈압 상태가 된다.

그것은 자율신경계뿐만 아니라 호르몬계에 의해서도 보조되고 있다. 특히 고혈당은 호르몬 작용의 결과이다. 즉, 우리 몸은 스트레스를 받을 때 신경계와 호르몬계를 총동원하여 해당계를 작용시킬 준비를 하고 있다.

일반적으로는 '스트레스는 좋지 않다'는 인식이 있는데, 스트레스 자체는 생명 활동을 하고 있는 한 존재하는 것이므로 몸은 그 스트레스에 적응하여 살아남으려고 반응한다. 그 결과 저산소·저체온 상태가 되어 얼굴이 파래지거나 심장이 두근거리는 변화도 나타나는 것이다.

이 세계에서 살아가는 한 이것은 사실 당연한 반응이다. 물론 이러한 상태가 오래 지속되거나 자극이 매우 강하면 몸은 더 이상 참을 수 없게 되어 병이 된다. 더욱 방치하면 급기야 죽음에 이르는 경우도 있을 것이다.

이 결과만 보면 나쁜 것 같이 보이지만 그 본질은 '위기에 대처하기 위한 조건'인 것이다. 야생동물을 예로 들면 천적이 습격해 왔을 때 부교감신경이 우위인 채 멍하니 있으면 당해 버린다.

실제로는 순간적으로 교감신경이 작동하여 에너지계가 해당계 우위로 전환하는 것으로 대응한다. 이것은 필요가 있어서 생기는 것이므로 그것을 단지 나쁜 것으로 보고 배제하려 한다고 해서 문제가 해결되는 것은 아니다.

교감신경과 부교감신경은 모두 몸에 갖추어진 작용의 하나이다. 교감신경이 우위가 되는 것도 나쁜 것은 아니며 거기에는 필연성이 있는 것이다.

다시 말해 전체적으로 하나의 생명 현상으로서 파악할 수 있게 되면, 몸에 좋지 않다고 여겨지는 현상에서도 또 다른 의미를 볼 수 있게 된다.

위기에 대응하는 해당계

우리 몸은 위기를 극복하기 위해 세포의 해당계가 풀가동한다. 이것은 몸이 저산소·저체온이 되는 것의 진정한 의미이다. 이 점을 이해하기 위해 해당계의 활동에 대해 조금 더 보충해 두도록 하자.

해당계解糖系는 말 그대로 '당을 분해한다'는 것으로, 음식물의 영양소로부터 에너지를 만들어내는 구조라고 설명하였다.

그 주력이 되는 탄수화물포도당은 혈액을 통해 세포 내로 운반되며 세포막 근처에서 피루브산pyruvic acid이라는 물질로 분해된다. 모두 당의 종류이지만 포도당이 육탄당六炭糖, hexose인데 비해, 피루브산은 삼탄당三炭糖, triose이다. 요컨대 육탄당이 삼탄당으로 분해될 때 활동 에너지가 발생하는 것이다.

탄소결합이 반으로 쪼개지는 것뿐인 단순한 반응이므로 많은 단계가 필요하며 복잡한 미토콘드리아계에 비해 100배나 빠른 속도로 에너지가 만들어진다.

에너지의 양은 미토콘드리아의 18분의 1밖에 안 되지만미토콘드리아계의 36분자에 비해 고작 2분자, 이 즉효성이 위기에 대응하는 기민한 행동의 근원이 된다.

그런데 바로 에너지로 교체되기는 하지만 피루브산이 생성되는 과정에서 피로물질인 유산乳酸도 생긴다. 따라서 해당계 에너지에만 의존하고 있으면 바로 숨이 차므로 오래 지속할 수 없다.

이것은 전력질주하면 바로 지쳐버리는 것과 마찬가지이다. 사냥감을 잡은 후의 사자의 모습을 상상해도 좋다.

유산은 혈액을 타고 간으로 운반되어 거기에서 다시 포도당이 만들어진다. 이 포도당은 근육이나 간의 미토콘드리아에 의해 에너지로 변환된다.

전력질주한 후에 거칠게 호흡을 반복하는 것은 산소를 많이 흡입하여 미토콘드리아계를 가동시켜 해당으로 생긴 유산을 다시 포도당으로 되돌리기 위한 것이다. 단, 이것이 너무 오래 지속되면 간의 미토콘드리아에 부담이 가 장기의 작용 자체가 저하된다.

뒤에서 다시 이야기하겠지만 저산소·저체온이 되면 혈액이 끈적끈적해진다. 이것은 적혈구가 서로 엉겨붙은 상태인데, 그렇게 하여 혈액의 흐름을 멈추게 함으로써 출혈에 대비하여 위기에 대처하는 '전투상태'를 만들고 있는 것이다.

바꾸어 말하면 위기에 대처하기 위한 목적에 따라 혈액의

질이 변화하는 것이다. 물론 이것도 적응 현상이다.

해당계의 에너지는 장기간 지속할 수 있는 성질의 것이 아니라는 것은 이야기하였지만, 가벼운 스트레스라면 이렇게 만들어낸 순발력으로 충분히 대처할 수 있다.

나는 이처럼 몸의 반응을 볼 때마다 생명에 담긴 엄청난 지혜를 느껴 크게 감동을 받는다. 병에 걸리는 현상도 몸의 지혜이므로 그 의미를 알게 되면 대처법도 바뀌어온다. 해당계라는 언뜻 보면 비효율적인 것처럼 보이는 에너지 회로에도 사실은 중요한 역할이 담겨 있다.

고혈당도 스트레스에서 비롯된다

이렇게 생각하면 고혈당에 의해 생긴 당뇨병에도 또 다른 의미가 있는 것을 알게 된다.

일반적으로 당뇨병의 원인은 고칼로리·고지방 식사나 운동 부족이라고 알려져 있어 비만과의 관련성이 중시되고 있다. 즉, 불규칙한 생활습관에 의해 몸이 오작동을 일으켜 비만 → 당뇨병이 된다고 해석되고 있는 것인데, 이렇게 파악해서는 적응 현상의 본질에 도달할 수 없다.

현상만 도출하면 몸의 실패인 것처럼 보일 수도 있지만 고혈당이 되는 것도 그 본질은 해당계를 작용시키기 위한 반응이다. 암의 경우도 그렇지만, 해당계의 무산소운동을 모든 악의 근원인 것으로 파악해버리면 우리 몸에 해당계와 미토콘드리아계라는 두 에너지 경로가 갖추어져 있는 의미를 이해할 수 없다.

양쪽 모두 필요하기 때문에 갖추어져 있는 것이다. 그러한 공생관계가 이미 원핵생물의 시대로부터 20억 년이나 계속되어 온 것이다. 긴 생명의 역사 속에서 모두 사라지지 않고 활용되어 온 것이므로 문제는 그 '사용 방법'이다.

당뇨병은 식사나 운동부족이 원인이라고 하지만 일본인에게는 결코 비만이 많지 않다. 식사나 운동부족도 고혈당의 도화선이 되는 것은 확실하지만, 거기에만 초점을 맞추면 근본에 있는 스트레스의 문제는 볼 수 없게 된다. 지금까지의 이야기에 근거하면 당뇨병 역시 '스트레스에 대한 몸의 적응 현상'이 그 바탕에 있다는 것이 확실해진다.

우리 몸은 스트레스에 대해 교감신경이 반응하여 부신에서는 아드레날린이, 신경말단에서는 노르아드레날린이 분비되어 체내의 당이 혈액 속으로 운반되어 혈당치를 올리고 있다. 물론 그와 동시에 심장박동이 빨라지고 혈압이 올라가고 그렇게 하여 위기에 맞서는 흥분상태가 만들어진다.

스트레스가 증가하면 항스트레스 반응으로써 이들 혈당치를 올리는 호르몬이 분비된다. 모두 스트레스에 대한 대응이 열쇠가 된다는 것을 알 수 있다.

현대의료에서는 당뇨병 대책으로서 식사요법이나 운동요법을 권장하고 있지만, 여기에는 스트레스에 대한 대처가 고려되고 있지 않으므로 안타깝게도 충분한 효과를 거둘 수 없다.

그뿐만 아니라 식사와 운동은 제약이 매우 많으므로 이것을 계속하면 그 자체가 스트레스의 원인이 되기도 한다. 식사나 운동에 몰두하는 것 자체가 혈당치를 올리는 원인이 되고 있을지도 모르는 일이다.

비만은 왜 생길까?

나는 이러한 이유로 당뇨병 치료에 중시되고 있는 식사요법은 어디까지나 두 번째라고 생각한다. 물론 불필요하다고는 말하지는 않겠지만 스트레스 문제를 처리하지 못하면 고혈당은 개선되지 않는다.

예를 들어 단것을 먹으면 확실히 혈당치가 올라가지만, 단것을 좋아한다고 해서 모두 당뇨병에 걸리는 것은 아니다. 이것은 대식가라고 해서 모두 비만이 되는 것이 아닌 것과 마찬가지이다.

비만인 사람은 기본적으로는 부교감신경이 과도하게 작용하여 릴랙스 체질인 경우가 많다. 이러한 비만 타입은 미국인에게 많이 나타나며 식사 제한이 반드시 필요하다.

그러나 성실하게 일하는 사람이 많은 일본인의 경우 과잉 릴랙스 체질인 사람은 적으므로 스트레스에 의해 교감신경이 긴장되어 고혈당이 되고 그것이 만성화하여 당뇨병이 되는 경우가 많을 것이라 생각된다.

그 증거로 일본인에는 약간 뚱뚱한 사람은 있어도 미국인처럼 놀랄만한 비만자는 거의 없다. 약간 뚱뚱한 사람은 먹는 것으로 교감신경 스트레스를 푸는 경우가 많으므로 역시 근본에 있는 스트레스 문제를 깨달아 과로나 수면부족 등을 해소하는 것이 증상을 개선하는 지름길이다.

이것은 운동요법도 마찬가지로, 당뇨병이라고 해서 일률적으로 똑같은 방법을 쓴다고 해서 좋은 결과가 나오는 것은 아니다.

우선 이해해야 하는 것은 왜 혈당치가 올라가는가 하는 것이다. 앞에서 이야기했던 자율신경이나 부신피질호르몬과 혈당의 관계에 대해 떠올려보기 바란다.

혈액 중의 당분 농도_{혈당치}를 조정하고 있는 것은 자율신경이나 부신피질호르몬의 작용이다.

구체적으로 말하면 혈당치를 높이는 아드레날린은 교감신경의 지령에 의해 분비되고, 혈당치를 낮추는 인슐린은 부교감신경의 지령에 의해 분비된다.

과로로 피로해지거나 심한 스트레스가 있으면 교감신경이 항상 긴장상태에 있기 때문에 일상적으로 화를 내는 정도만으로도 쉽게 혈당치가 올라가버린다.

또한 인슐린 분비는 부교감신경의 지배하에 있으므로 교감신경 우위의 생활방식을 계속하면 분비가 억제되어 급격하게 올라간 혈당치를 내리는 것도 잘할 수 없게 된다.

이와 함께 대부분의 현대인은 생활이 불규칙하고 밤낮이 바뀌어버렸기 때문에 만성적인 저체온·저혈당 상태가 계속되고 있다. 그리고 저혈당 체질의 사람은 무기력한 상태에서 벗어나려고 단것을 먹게 되어 혈당치가 올라가게 된다.

공복 시에 단것을 먹으면 혈당치가 급격하게 올라가므로 일시적으로는 원기가 회복되지만 몸은 급격하게 올라간 혈당치를 내리기 위해 췌장으로부터 인슐린을 대량으로 분비시킨다. 그 결과 이번에는 갑자기 혈당치가 떨어져서 저혈당이 되어 더욱 힘이 없어지게 된다. 이것이 계속되면 몸에 부담이 증가하게 된다.

혈당치라는 것은 올라가기만 하는 것이 아니라 상황에 따라 올라가기도 하고 내려가기도 한다. 그것이 우리 몸을 지배하는 자연의 법칙이다.

현대의료에서는 고혈당이 되는 것만을 문제시하여 혈당치를 내리는 것만 지도하였으나 이것은 동전의 한 면만 보는 것이다. 실제로는 스트레스가 많은 생활로 인해 자율신경이 혼란스러워지고 혈당도 이상해지는 것이 문제이다.

먹는 것과 세포의 에너지 생성의 관계에 대해서는 아직도 이해해야 할 것이 많다. 이 장의 주제에서는 약간 벗어나 있으므로 뒤에서 다시 설명하도록 하자.

스트레스와 병의 관계

스트레스와 병의 관계를 재검토하기 위해 이번에는 자율신경과 면역의 관계에 대해 알아보자.

면역이란 우리 몸에 갖추어져 있는 바이러스나 세균, 암세포 등의 공격을 방어하는 작용으로, 혈액의 주요 성분인 백혈구가 그 중심적인 역할을 담당하고 있다.

따라서 백혈구는 방어세포라고 불리고 있는데, 그 종류가 다양하며 각각 연계 플레이를 함으로써 우리 몸을 지켜내고 있다. 그 대표적인 것이 이제부터 이야기할 과립구와 림프구이다.

과립구는 기본적으로는 세균이나 노후한 세포의 잔해 등 크기가 큰 이물을 처리하는 것으로, 혈액에 존재하는 백혈구의 약 60%를 차지하고 있다. 한편 림프구는 바이러스와 같은 작은 이물이나 암세포 등을 담당하며 백혈구의 약 35%를 차지한다.

또한 과립구나 림프구 외에 세균이나 노폐물을 먹는 대식세포大食細胞, macrophage라 불리는 백혈구도 5% 정도 존재한다. 이것은 백혈구 전체를 통제하는 사령관 같은 역할을 갖고 있다. 방어세포는 이 대식세포의 선조로부터 분화하여 분기되었다고 생각된다.

여기에서는 인플루엔자에 감염되었을 때를 예로 들어 이들 백혈구의 방어부대가 어떻게 작용하고 있는지 설명해보자.

우선 외부에서 인플루엔자 바이러스가 침입해오면 대식세포가 출동하여 바이러스에 감염된 세포를 닥치는 대로 먹어간다. 그러나 그것만으로는 모든 바이러스에 대응할 수 없으므로 대식세포가 림프구에 지령을 내려 바이러스를 잡는 항체를 만들어낸다.

이 항체가 림프구의 하나인 B세포로부터 발사되어 병원체항원인 바이러스를 차례로 응집시켜 묶어놓으면 대식세포나 과립구가 이것을 최종적으로 먹어 체내에 침입한 이물을 쫓아내는 것이다.

이것을 몸의 생리와 서로 겹쳐보면 몸이 나른하고 열이 나고 있는 상태는 림프구가 활약하고 있는 상태이다. 그렇게 발열하여 체온을 높이는 것으로 림프구의 작용을 활성화시키는 것이다.

이에 비해 이윽고 열이 내려가고 맑은 콧물이 끈적끈적하게 화농하기 시작하고 가래가 나오는 것은 과립구가 싸운 증

거이다. 끈적끈적한 고름은 사실 사멸한 과립구의 잔해이기
도 하다.

나는 이러한 과립구나 림프구의 작용이 자율신경의 지배를
받고 있는 것을 밝혀내 다음과 같은 법칙을 발견하였다후쿠다 미
노루(福田稔) 선생과의 공동연구였기 때문에 '후쿠다-아보 이론'이라고 한다.

> • 교감신경 우위 → 아드레날린 분비 증가 → 과립구가 활성화
> • 부교감신경 우위 → 아세틸콜린 분비 증가 → 림프구가 활성화

요컨대 스트레스가 쌓여 교감신경이 긴장된 상태에서는 과
립구가 증가하는 것이다. 이것은 교감신경이 우위인 낮 동안
은 활동할 때에 부상당하기 쉬우며 상처부위에 세균이 침입
하는 증례가 증가한다는 것을 의미한다. 과립구는 이러한 크
기가 큰 세균을 한 번에 잘 포식한다.

한편 부교감신경이 우위가 되는 식사 중이나 야간에는 바이
러스와 같은 작은 이물이 체내에 침입하기 쉽다. 또한 낮 동안
의 활동으로 노후한 세포나 암세포 등도 밤의 휴식시간에 나
타나기 쉬워진다. 림프구는 바이러스를 항체에서 격퇴하여 체
내의 신진대사를 촉진하는 역할을 하는 것이다.

모든 병은 스트레스 반응

스트레스가 많은 임전태세의 상태에서는 이 싸움에 대비하여 혈액 중의 방어세포도 과립구 과다가 된다. 그렇게 하여 피부가 상처를 입거나 출혈하는 것을 본능적으로 예방하고 있다. 단, 과립구는 공격할 때 활성산소를 방출하므로 너무 많아지면 건강한 조직세포까지 손상을 입히게 된다.

스트레스가 쌓이면 해당계 우위가 되며 저산소·저체온이 계속되어 암세포가 분열하는 조건이 갖추어지게 되지만, 과립구 → 활성산소의 증대는 이러한 분열을 후원하는 작용을 하고 있는 것이다.

이렇게 보면 우리 몸은 자율신경, 백혈구, 그리고 세포의 에너지를 생성하고 각각의 기능이 연동하면서 외부의 스트레스에 훌륭히 대응해가고 있는 것을 알 수 있다.

물론 이들 작용은 모두 우리 몸에 갖추어진 적응 현상이지만, 저산소·저체온이라는 환경하에 있으므로 결코 편안한 상태는 아니다. '해당계 = 순발력'인 것임을 생각해도 그다지 긴 시간 지속해야 하는 것은 아니다.

백혈구는 과립구 50~60%, 림프구 35~41%가 건강한 상태이다. 이 건강한 상태란 바꾸어 말해 교감신경과 부교감신경의 균형이 충분히 취해져 있는 것이다. 쾌적하게 인생을 살아가고 싶다면 우선 이 상태를 의식하라.

구체적으로 말하면 지금 현재 자신의 생활이 교감신경과 부교감신경 또는 해당계와 미토콘드리아계 중 어느 쪽으로 편향되어 있는지 이 책을 참고로 하여 끊임없이 체크해야 한다.

부교감신경은 활동 시에는 항상 작용하고 있으므로 너무 많이 사용하면 긴장하여 자율신경의 균형이 무너진다. 현대인은 스트레스와 과로로 인해 해당계를 혹사시키고 그 결과 교감신경이 감소되어버리는 경우가 많다.

어릴 때는 낮 동안 해당계 에너지로 활발하게 돌아다녀도 피곤하면 바로 잠을 자므로 자율신경의 균형이 맞추어진다.

그러나 성인이 되어 사회에 나오면 노동시간이 늘고 수면시간이 줄어 부교감신경을 작용시킬 틈이 없다. 젊을 때는 그래도 극복할 수 있지만 30~40대 이후에 이러한 해당계적인 과로를 계속하는 것은 어렵다.

따라서 충분히 휴식을 취하여 부교감신경을 작동시키는 것과 동시에 미토콘드리아계의 세계로 이행하는 것도 중요하다.

휴식을 취할 수 없어 계속 과로를 하는 사람은 저산소·저체온이 되어 결과적으로 암이 발생한다. 또는 고혈당이나 고혈압이 지속되어 생활습관병이 나타나 이윽고 뇌경색이나 심근경색에 걸리는 경우도 있다.

모든 병은 스트레스 반응이지 몸의 오류가 아니다. 우리 몸이 스트레스에 열심히 대응하려고 병을 일으키는 것이다.

40대 이후는 야근을 피한다

스트레스가 쌓이고 과로가 계속되면 수면시간이 단축되고, 사람에 따라서는 밤낮이 바뀐 생활이 일상화되는 경우도 있는데 이것 역시 문제이다. 왜냐하면 밤이 깊어지면 교감신경이 우위가 되어 스트레스와 긴장이 지속됨에 따라 저산소·저체온 상태가 되기 때문이다.

예를 들면 편의점에서 야간 아르바이트를 하는 사람은 교감신경의 긴장 → 저산소·저체온이 만성적으로 계속되어 암이 발생하기 쉬운 조건을 만들게 된다. 실제로 나는 20세 전후의 편의점 야간 아르바이트생이 암에 걸려 사망한 증례를 여러 번 보았다.

공장 노동으로 야근이 빈번한 케이스도 마찬가지인데, 이런 사람들은 노동환경을 바꾸어 낮에 일하게 함으로써 자율신경의 작용을 정돈해야 한다. 그것이 어려운 경우는 몸을 따뜻하게 하도록 주의하고 여유 있는 식사를 하는 등 부교감신경을 우위로 할 수 있는 시간을 만들어야 한다.

20대에는 해당계가 주력 에너지로서 작용하고 있으므로 어느 정도 야근을 계속해도 극복할 수 있다. 하지만 30대, 40대로 연령이 높아갈수록 해당계가 후퇴한 상태가 되므로 야근을 하지 않는 것이 바람직하다.

또한 경력을 쌓아 베테랑이 되면 가능한 한 현장을 떠나 관리직이 되는 것도 병을 피하고 자신의 몸을 살리는 지혜이다. 간호사 등은 병원장에게 승낙을 받을 수 있다면 젊은 스태프에게 일을 맡기거나 야근을 피하도록 하여 몸을 관리하는 것이 좋다.

다음 장에서 자세히 이야기하겠지만 40대 이후는 지금까지의 해당계 중심의 순발력에 의존한 생활방식으로부터 탈피하여 서서히 미토콘드리아계의 여유 있는 생활방식으로 바꾸어가야 하는 시기이다.

해당계순발력의 세계에서 미토콘드리아계지구력의 세계로 바꾸어가는 것은 스트레스 대책일 뿐만 아니라 생활방식을 되돌아보는 계기가 된다. 그것은 자기 자신을 바꾸는 기회이기도 하다. 물론 미토콘드리아계의 세계로 이행하는 것은 '암에 걸리지 않는 생활방식'의 기본이 된다.

성실하고 책임감이 강한 사람이 많은 일본인의 경우, 직책이 붙고 나서도 부하와 함께 일하는 것이 미덕인 것처럼 생각하는 경우가 많지만, 생명의 법칙에 비추어 보면 이것은 높이 평가될 수 없다.

생명의 법칙은 우리 몸의 목소리라고 할 수 있는데, 이러한 목소리를 무시하고 부하에게 일을 맡기지 않은 채 계속 일을 하는 것은 자신의 몸의 목소리를 무시한 생활방식으로 이어진다.

이러한 상태로 방치되면 저산소·저체온, 그리고 고혈당 상태가 지속되어 급기야 세포가 기능저하를 일으켜 암이나 생활습관병의 온상이 된다.

물론 이러한 문제는 개인의 노력만으로 해결되는 것이 아니라 사회 전체의 생활방식과도 관련이 있다.

경영자가 사원 한 사람 한 사람의 몸에 갖추어진 지혜를 이해하고 각각의 능력을 활성화시키는 노동환경을 만들지 않으면 사원의 건강 수준이 저하된다. 그러면 사기가 오르지 않아 실적도 늘지 않게 된다. 또한 암이 계속 증가하는 사회 상황은 아무리 시간이 흘러도 바뀌지 않는다.

식사의 개선이나 운동도 중요하지만 앞서 말한 것처럼 그 것은 어디까지나 두 번째이다. 우리가 병에 걸리는 근본 원인은 그보다 더 속 깊은 개개인의 사고방식이나 가치관에 감추어져 있다. 어렵다고 생각할지도 모르지만 의식을 바꾸는 것이 가장 중요하다.

생물은 주어진 환경 속에서 끊임없이 더욱 좋은 생존법을 몸에 익혀왔다. 그것으로 고통받고 괴로워하면서 해당계와 미토콘드리아계라는 두 에너지 경로를 획득해온 것이다.

이 2가지 성질의 차이를 이해하여 자율신경이나 스트레스와의 관계에 대해 배워가는 것이 몸과 마음 모두 건강한 생활 방식을 찾는 방법이다.

너무 열심히 하지도 말고 너무 게으름 부리지도 말자

지금까지 스트레스가 쌓여 신체의 균형이 붕괴되는 것에

대해 살펴보았다. 그만큼 균형이 중요하다는 것을 알았을 것이다.

하지만 스트레스가 너무 적은 것도 몸에는 좋지 않다. 스트레스를 회피하는 것이 오히려 병으로 이어지는 경우도 있기 때문이다. 즉, 스트레스가 쌓이면 교감신경이, 스트레스가 적으면 부교감신경이 과잉으로 작용하게 된다.

스트레스와 과로가 저산소·저체온으로 이어진다는 것은 이해가 되지만, 스트레스를 피하는 것이 병을 불러오는 경우도 있다는 것에 대해 납득이 안 갈 것이다.

그런데 스트레스를 피하려고 했는데도 대사가 억제되어 그 결과 저체온이 되는 경우도 있다. 그렇게 되면 림프구가 있어도 작용하지 않아 면역력이 떨어진다.

언제나 긴장하고 흥분상태인 사람은 충분한 휴식을 취해 해당계의 세계에서 벗어날 필요가 있지만, 반대로 방에 혼자 틀어박혀 항상 지루하게 보내고 있는 사람은 긴장해야 할 필요가 있다.

스트레스와는 거리가 먼 생활을 하는, 평온하고 온화한 사람이 암에 걸리는 것은 너무 부교감신경에 치우친 생활을 한 결과 저산소·저체온에 빠져버린 것을 의미한다. 또한 이러한 너무 여유 있는 생활방식을 취하면 생활 전반의 능력이 저하되어 일상생활 자체가 스트레스가 된다.

최근 증가한 여성의 유방암에서도 환자 모두가 과로하며 교감신경 과잉의 생활을 하고 있은 것은 아니다. 얌전하고 온화하게 생활하고 있는 여성에서도 대사가 억제되어 암의 조건이 만들어지고 있다.

현재 일본 사회에서는 아마도 병에 걸리는 사람의 70%는 스트레스를 과다하게 안고 있는 교감신경 긴장형이겠지만, 나머지 30%는 스트레스가 전혀 없어 부교감신경으로 편향된 타입일 것이다. 2가지 모두 중요한 것은 생활방식의 균형을 맞추는 것이다.

인간은 긴장과 릴랙스의 사이를 오가고 있으며 항상 빠듯하게 건강을 확보하고 있는 존재이다. 그 빠듯함의 균형이 깨지면 병에 걸린다는 것을 이해하면 스트레스를 어떻게 다루어야 하는지도 알게 된다.

따라서 너무 열심히 하지도 말고 그렇다고 너무 게으름 부리지도 말아야 한다. 이러한 균형감각을 몸에 익혀가는 것이 멋진 인생을 영위하기 위한 방법이라고 할 수 있다. 또한 이렇게 하면 큰 병을 피하여 느긋하게 나이를 먹을 수 있다.

병의 원인은 생활방식의 편향 때문

이번에는 조금 시점을 바꾸어 암이 발생하는 몸의 부위에 주목해보자.

사람에 따라 암이 발생하는 부위가 다른 것은 '저산소·저체온에 방치된 부위가 어디인가?'와 관련되어 있다. 예를 들면 스트레스가 쌓여 위가 콕콕 쑤시며 자주 아픈 사람은 위가 저산소·저체온에 빠진 것이라고 생각할 수 있다. 이런 상태가 지속되면 위세포가 과잉 분열되어 결국 위암이 된다.

이렇게 생각하면, 걱정이 많아 가슴이 꽉 막힌 것 같으면 폐암이 되고, 말이 많은 사람은 후두암에 걸리기 쉬운 것을 알 수 있다.

연설이나 스피치를 할 기회가 많은 사람은 목 부위를 많이 사용하게 되어 저산소·저체온의 환경이 되기 쉬우므로 스트레스를 관리하지 못한 채 이 상태가 지속되어버리면 세포가 암화한다.

물론 앞에서 다룬 것처럼 너무 편안해도 대사가 억제되어 혈류장애가 일어나 전립샘암전립선암에 걸리기 쉬워진다.

전립샘암은 지나친 운동 등으로 인해 해당계가 혹사되었을 때 일어나기 쉬운 병이지만, 그와 반대로 운동부족으로 부교감신경이 우위가 되는 것이 원인인 증례도 많다. 안락한 생활을 하고 있는 배 나온 사장에게 전립샘암이 많은 것은 부교감신경으로 편향되어 있기 때문이다.

이런 사람은 몸의 대사를 높이기 위해서라도 우선 비만을 개선하는 것이 필요하다. 몸의 움직임이 가벼워지면 교감신경도 적당하게 사용되어 균형이 유지된다.

또한 계속 고민을 안고 있는 사람은 머리에 스트레스가 쌓이기 쉬우며 저산소·저체온에 의해 뇌종양 등이 나타나기 쉬워진다. 가슴이 큰 여성이 유방암에 걸리는 것은 가슴이 돌출되어 있어 차가워지기 쉽기 때문분열이 촉진되므로이라는 이유도 생각할 수 있다.

조깅이나 줄넘기 등의 상하운동을 무리하게 하면 골수가 자극되어 다발성 골수종이나 골육종에 걸리는 증례도 있다. 서거나 뛰는 것은 생각 외로 몸에 스트레스가 된다. 또한 골수성 백혈병도 무거운 짐을 등에 지거나 계속 서서 일해 뼈에 부담이 가는 사람에게 일어나기 쉬운 것이라 할 수 있다.

예전에 골수성 백혈병에 걸린 50대 남성이 전화 상담을 해온 경우가 있었는데, 이야기를 들어보니 자영업에 종사하며 대개 서서 일했다. 가부키일본의 대표적인 고전연극 배우인 이치카와 단주로市川團十郎도 같은 병에 걸려 요양했는데, 무거운 의장衣裳을 달고 예행연습을 하고 또 무대에 서기 때문에 상당한 중력의 부담이 작용했을 것이다.

이러한 증상의 표현은 '부위특이성部位特異性'이라고 불리고 있는데 양쪽 모두 문제는 '생활방식의 편향'에 있다. 즉, 특정 부위를 과잉 혹사시키면 그 부위를 중심으로 스트레스가 쌓여 저산소·저체온에 빠지기 쉬워진다. 바꾸어 말하면 특정부위가 암화하는 것은 생활방식의 편향이 그러한 형태로 나타나는 것이다.

이것은 결코 이상한 것은 아니며 거기에는 확실한 이유가 있다. 병에 걸린다는 것은 개개인의 생활방식이 어떻게 편향되어 있는지를 확인할 좋은 기회이다. 자기 자신이 어떠한 생활방식을 해왔으며 또한 이제부터 어떻게 사는 것이 좋을지를 알 수 있는 충분한 단서가 되기도 한다.

다시 말하지만, 편향되어 있는 것이 나쁜 것은 아니다. 편향이 병으로 나타나는 구조를 이해하고 생활방식을 수정하면 우리는 보다 좋은 생활방식을 배워갈 수 있기 때문이다. 그러한 의미에서 병에 걸리는 것은 자기 자신을 알 수 있는 기회이다.

스트레스의 효용

이번에는 의외로 많이 오해되고 있는 자율신경의 작용에 대해 약간 보충해두자.

지금까지 나는 교감신경과 부교감신경을 알기 쉽게 비교하여 설명했지만 이것은 원래 일체가 되어 기능하는 것이다. 가까운 예로서 스포츠를 하는 상황을 떠올려보기 바란다.

몸을 움직이기 시작하면 심폐기능이 좋아지고 몸에는 스트레스가 쌓이므로 서서히 교감신경이 우위가 되어간다. 이 시간이 오래 지속될수록 심하여 때로는 '더 이상 못하겠다'라고 느끼게 되는 경우도 있을 것이다.

그러나 이러한 괴로운 경험을 하고 나서 휴식에 들어가면 스트레스로부터 해방되어 서서히 부교감신경이 우위가 된다. 그 결과 큰 카타르시스해방감나 평온함을 얻을 수 있게 된다.

보통 안정 시의 맥박은 1분에 60회 정도이지만 스포츠 선수 등은 운동을 끝내고 휴식에 들어가면 맥박이 50회 정도이거나 경우에 따라서는 그 이하로까지 저하한다고 한다.

이러한 맥박의 저하는 '스포츠 심장'이라고 불리는데, 이 맥박 50회나 그 이하인 상태가 그들에게 있어서는 평온의 세계이기도 하다.

이 평온함은 처음부터 있었던 것이 아니라 고통스러운 훈련이 있었기에 얻을 수 있었던 것이다. 즉, 흥분과 평온, 열심히 일하는 것과 휴식은 표리일체의 것이며, 평온과 휴식만으로는 얻을 수 없다. 이 관계성을 이해하면 단지 가만히 있는 것이 좋은 것이 아니라는 것도 확실히 이해할 수 있게 된다. 그것은 편한 상태라고 해도 평온하다고는 할 수 없다. 진짜 평온이나 행복감을 얻기 위해서는 열심히 일하는 것이 필요하며 그럴 때 사는 기쁨을 느끼게 된다.

교감신경과 부교감신경의 일체라는 것은 각각이 따로따로 작용하지 않는다는 것을 뜻한다. 이를 간과하면 어느 쪽으로든 작용이 편향되어 행복감을 얻을 수가 없다. 이렇게 살아가면 즐거움을 잃어버릴 뿐만 아니라, 편향되었다는 것을 알리기 위해 병에 걸리거나 몸 상태가 나빠지는 증상이 나타난다.

물론 같은 스포츠라도 메이저리그 투수인 마쓰자카 다이스케松坂大輔와 일반인은 운동량 자체가 다르다.

본인이 태어날 때부터 가지고 있는 체질이나 자질에 따라 운동으로부터 받는 스트레스의 정도가 정해져 있으므로 자신이 가능한 경계를 확실히 알아두지 않으면 그것에 의해 생활방식이 편향되어 평온의 세계에서 멀어져 버리게 된다.

어떤 운동을 얼마나 하는 것이 좋은가? 이것은 개인차가 있어 일괄적으로 말할 수 있는 것은 아니다.

팔굽혀펴기 100회를 쉽게 할 수 있는 사람은 그러한 자신의 경계 안에서 사는 기쁨을 찾아야 한다. 반대로 10회도 잘하지 못하는 사람도 있다. 여기에서도 자기를 안다는 것이 중요하다.

물론 이것은 스포츠 이외의 다른 상황에서도 마찬가지이다. 하나의 목적을 달성하는 데에는 스트레스가 반드시 수반되지만 이 스트레스를 맛보지 않으면 행복감은 얻을 수 없다.

스트레스의 세계는 저산소·저체온, 그리고 고혈당이라고 하는, 한 걸음만 잘못 가면 암이나 생활습관병이 되어버리는 해당계의 세계이다. 우리는 이것을 잘 사용하면서 인생의 즐거움을 얻을 수 있다.

최근 나는 '혈압에 정상치나 정상범위는 존재하지 않는다'고까지 말하게 되었다. 일상적인 생활을 하면서 혈압이 높은 사람은 그러한 자질을 가진 사람, 즉 활동적인 사람이나 노력가가 많으므로 수면시간을 길게 하여 균형을 맞추는 것이 좋다.

다시 말하지만 스트레스가 없는 생활이 좋은 것은 아니다. 편한 것만 추구하는 것이 가치 있는 것이라고는 할 수 없다.

우리 몸에는 교감신경과 부교감신경, 해당계와 미토콘드리아계, 이러한 2가지의 다른 세계가 존재하고 있으므로 이들의 기능을 잘 사용하는 것이 중요하다.

해당계가 병의 온상이라고 해서 단지 피하는 것이 좋고, 또 미토콘드리아계로 도망치는 것이 좋은 것은 아니다. 부교감신경만을 우위로 하는 것이 좋은 것도 아니다.

그것이 이른바 중용의 세계의 본질이다. 어려운 것이기도 하지만 거기에서 삶의 의미와 대단함을 알게 된다.

다음 장에서는 인간의 삶을 예로 들어 조화로운 생활방식이란 어떠한 것인지를 알아보기로 하자.

스트레스의 의미를 다시 파악하자

생물은 위기가 닥치면 스트레스 반응이 일어나 저산소·저체온이 된다. 또 고혈당이 되기도 한다. 이들은 모두 몸에 좋지 않은 상태이다. 의사는 그 점에만 주목해서 치료하려고 하지만, 조금 더 시야를 넓히면 그것은 위기를 극복하기 위한 몸의 반응인 것을 알 수 있다.

저산소·저체온 상태가 지속되면 해당계 에너지가 우위가 된다고 이야기하였다. 해당계는 순발력을 만들어낸다. 우리 몸은 순발력(해당계 에너지)을 풀가동시키는 것으로 위기를 극복해왔다.

몸에 나쁜 상태를 무조건 죄악시하지 말고 살기 위한 몸의 지혜라는 점을 잘 이해하기 바란다. 물론 이러한 상태가 장기간 계속되면 몸 상태가 나빠져 병이 되는 것은 당연하다.

그러한 의미에서는 미토콘드리아계(지구력의 세계)로 바꾸는 것이 스트레스에 대한 최고의 대책인 것도 알 수 있게 된다.

4장

조화로운
생활방식

에키켄은 《양생훈(養生訓)》이라는 저서에서

'배의 80%만 채우라(복팔분목 : 腹八分目)'고 권장하고 있는데,

이것은 해당계에서 탈피하는 식습관의 기본이다.

요컨대 그는 '나이가 들면 미토콘드리아계의 식습관으로 바꾸어가라.

그러면 자연의 섭리에 따라 장수할 수 있다'고 말하고 있다.

에너지계가 편향되어 있는 생물

지금까지 이야기한 것처럼 우리 몸은 2가지 다른 에너지계에 의해 성립되어 있다.

그 하나는 반응이 단순하기 때문에 바로 제조할 수 있는 해당계 에너지, 또 하나는 반응이 복잡하여 제조에 시간이 걸리는 미토콘드리아계 에너지이다. 나는 전자를 순발력, 후자를 지구력이라고 표현해왔다.

우리 몸을 구성하는 세포 내부에 이러한 두 시스템이 갖추어져 있는 이상, 양쪽 모두 몸에 반드시 필요한 것이다. 이 2가지를 능숙하게 사용하는 것이 심신 건강을 유지하는 비결이지만, 지금까지의 설명으로는 왜 구분하여 사용해야 하는 것인지 확실히 감이 오지 않는 사람도 있을 것이다.

이 점은 인간 이외 생물의 활동을 관찰하면 쉽게 이해할 수 있다.

예를 들면 참치나 가다랑어, 고등어와 같은 회유어는 한 군데에 머물러 가만히 있는 것이 불가능하다. 그래서 이들 생선은 붉은 살 생선이라고 불리는 것처럼 미토콘드리아가 많이 포함되어 있는 적근지근을 사용하여 헤엄치고 있으므로 지구력이 매우 발달해 있다.

한편 도미나 가자미 등 흰 살 생선은 파도에 떠다니거나 해저의 모래 속에 숨어 있다가 먹이를 물 때만 단숨에 몰아쳐 작용한다. 이들은 미토콘드리아가 적게 포함된 백근속근이 발달해 있으므로 순발력해당계이 뛰어난 것이다.

이와 마찬가지로 조류의 경우, 오리 같은 철새는 지구력이 뛰어나 미토콘드리아계에 의존하고 있고, 지구력은커녕 날지도 못하는 닭은 해당계에 의존하고 있다고 할 수 있다. 실제로 오리는 미토콘드리아가 많이 포함된 붉은 살코기적근, 닭은 흰 살코기백근가 많은 것이다. 이들은 구워서 먹어보면 알수 있다.

사자와 같은 육식동물은 보통 엎드리는 순간의 순발력으

로 사냥감을 잡는 것처럼 백근해당계의 에너지를 유효하게 활용하고 있는 생물이다. 이에 비해 적근미토콘드리아계이 발달되어 있는 것은 느릿느릿한 소나 지구력이 있는 말 등의 초식동물이다.

그 증거로 소나 말의 근육은 미토콘드리아가 많이 포함되어 있으므로 아주 붉은색을 띠고 있다. 닭고기와 비교해보면 그 차이를 확실히 알 수 있다.

덧붙여서 말하면, 정육점에 가보면 알 수 있는데 같은 소고기라도 수입 소고기가 국산 소고기보다 붉은색을 띠고 있다. 미토콘드리아는 운동을 하지 않으면 증가하지 않으므로 수입 소고기가 붉은 것은 방목하여 키우기 때문이라고 추정할 수 있다. 그 때문에 맛도 진하고 조리한다면 스테이크에 적합하다.

한편 국산 소고기는 운동부족 때문에 미토콘드리아가 부족하므로 색이 연하고 그만큼 맛도 담백하다. 따라서 얇게 저며서 샤브샤브 등으로 해먹는다. 진한 맛은 없지만 육질은 더 부드럽다.

가장 조화로운 존재인 인간

화제에서 벗어난 이야기이지만, 생물은 같은 종류에서도 해당계나 미토콘드리아계 중 한쪽으로 편향되어 있는 경우가 많다. 한쪽에만 완전하게 의존하고 있는 것은 아니지만 한쪽을 특화시킴으로써 생존 환경에 적응하려는 것이다.

이에 비해 인간은 어떤가?

사람에 따라 더 잘하고 못하는 것은 있지만, 순발력이 필요한 100m 달리기나 지구력이 필요한 42.195km의 마라톤 2가지 모두 할 수 있다.

쉽게 말하면 '해당계 : 미토콘드리아계 = 1 : 1' 이것이 생명 조화의 공식이다. 이 공식으로부터 알 수 있듯이 자연계에서는 인간이야말로 가장 '조화로운 존재'이다.

자연파괴를 실시하여 생태계에 손상을 입히고 있는 인간이 가장 조화로운 존재라는 것에 위화감을 느끼는 사람도 많을 것이다.

그러나 우리 몸은 두 에너지 경로를 잘 구분하여 사용할 수 있는 능력을 가지고 있다. 그러므로 많은 사람들이 누가 가르쳐주지 않아도 이 조화로운 생활방식을 매우 자연스럽게 실시하고 있다. 그것은 인간의 일생을 더듬어 가보면 알 수 있다.

우선 갓 태어났을 때는 아직 세포분열이 왕성하므로 무산소의 해당계가 우위로 작용한다. 흥미로운 것은 미토콘드리아는 탄생 시에는 거의 없으며 출생 시에 폐호흡이 시작됨과 동시에 증가하기 시작한다. 그리고 3세가 지나고부터 엄청난 수가 된다.

'세 살 버릇 여든까지 간다'라는 말처럼 확실히 우리 몸은 3세까지의 시기에 왕성하게 분열하여 뇌나 심장 등의 주요기관이 형성되고 견고해지며 그 사람의 일생의 기초가 완성된다.

이러한 성장은 3세가 지난 이후에도 완만하게 계속되어 가다가 15세경이 되면 몸의 성장이 멈춘다. 왜냐하면 미토콘드리아의 증가에 의해 이제껏 미토콘드리아가 기생하였을 때 반입된 분열억제유전자가 작용하여 분열이 점차 억제되기 때문이다.

정확하게는 정자나 피부, 머리카락, 골수, 장의 상피에는 분열이 계속되지만 그밖의 부분에서는 분열이 멈추어 해당계의 기능은 축소된다. 그리고 서서히 미토콘드리아계의 유산소운동이 왕성하게 되어온다. 분열을 계속하고 있는 세포군의 특징은 세포당 미토콘드리아 수가 적어지는 것이다.

이러한 몸의 구조를 이해하면 아이들이 항상 분주하게 돌아다니며 활발한 이유를 알 수 있다. 해당계의 무산소운동이 활발하므로 순발력의 에너지가 남아 있는 것이다.

따라서 작은 일로도 바로 드러난다. 그러나 지구력이 없으므로 분주하게 돌아다니기는 하지만 장거리 달리기까지는 불가능하다.

금방 싫증을 내고 정리까지에는 주의가 미치지 않으므로 어질러놓고 다니지만, 사춘기가 되면서부터 해당계가 축소되어 미토콘드리아계가 활발해지므로 점점 얌전해진다. 이러한 점을 이해하면 젊은 엄마도 육아에 필요 이상으로 고민하지 않게 된다.

이것은 몸에 갖추어져 있는 생리와 같은 것이며 해당계가 초래한 것이므로 무리하게 억제하면 반발심만 생길 뿐이다. 아이들은 원래 시끄럽게 노는 존재라는 것을 받아들이면 초조함이 줄어들어 애정이 더욱 늘어나게 될 것이다.

어린이가 '얌전해진다'는 것은 해당계로부터 미토콘드리아계로 교체하여 '성인이 된다'는 것을 가리키는 것이다.

연령에 따라 생활방식을 바꿔야 한다

해당계와 미토콘드리아계의 비율은 성인으로 성장한 이후에도 조금씩 변화하여 개인차는 있지만, 대략 20~50대 사이에 '1 : 1'의 '조화의 시대'를 맞이하게 된다. 해당계와 미토콘드리아계를 모두 활용할 수 있는 이 40년 정도가 우리 인생 최고의 전성기에 해당하는 것이다.

예를 들면 '젊은 혈기의 소치'라는 말이 있듯이 사람은 젊을 때 쉽게 욱하지만, 나이가 들수록 안정되어 서서히 매사를 냉정하게 판단할 수 있게 된다. 중년기 이후, 성격이 유순해지는 것은 미토콘드리아계의 유산소운동이 우위가 되기 때문이다.

그와 함께 동작도 느긋해지기 시작하여 젊을 때와 같은 팔팔한 동작이 줄어든다. 그리고 60대부터는 노년기를 맞이하여 완전히 미토콘드리아계의 세계로 이행하여 결국 죽음을 맞이하게 된다.

나도 젊을 때는 성질이 너무 급해 의자를 뛰어넘어 다니거나 학생들을 괴롭힌 적이 많이 있었지만, 50대에 들어서고부터는 미토콘드리아계의 비율이 높아지면서 성격도 매우 둥글어졌다.

이 시기에 발견한 '자율신경의 면역지배'의 법칙을 내 자신의 생활에도 맞추어 식탐을 버리고 수면시간을 늘리는 등 부교감신경을 우위로 하기 위해 다양한 노력을 했다.

그 덕분에 성격이 온화하게 되었는데 사실은 그러한 방향으로 기분이 변화해 간 것 자체가 생명의 법칙에 기초한 것으로,

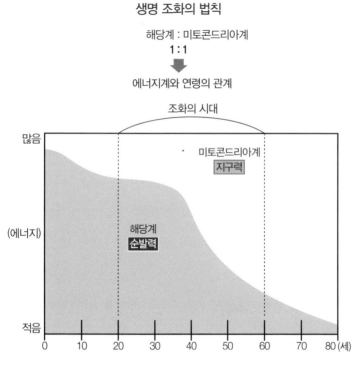

세포 내의 에너지 공장인 해당계와 미토콘드리아계는 연령대에 따라 사용되는 비중이 달라진다. 도표와 같이 양자가 거의 1 : 1의 비율로 작용하는 20~50대가 인간에게 있어서는 최고의 '조화의 시대'에 해당하는 것이다.

매우 자연스러운 흐름이었다고 할 수 있다.

자연스러운 흐름에 따라 나도 60대에 들어서부터 더욱 미토콘드리아계가 우위가 되었다. 산소를 충분히 받아들여 너무 탐욕스럽지 않게, 여유 있게 보내는 것이 무리 없는 생활방식이 된다. 그렇게 사는 것이 병에도 걸리지 않고 오래 살수 있는 것이다.

반대로 말하면 노년기가 가까워졌음에도 불구하고 해당계에 의존하는 젊은 시절의 버릇을 계속하면 저산소·저체온의 조건이 지속되어 암이나 생활습관병에 걸리기 쉽다.

그것은 인생 집대성의 시기를 고통스럽게 보내며 괴로운 생각을 하면서 죽어가게 되는 생활방식이다. 어쩔 수 없다고 생각해도 정말로 그것을 원하는 사람은 없을 것이다. 자연의 섭리를 이해하여 나이를 먹어감에 따라 서서히 해당계로부터 미토콘드리아계로 생활방식을 바꾸는 것이 중요하다.

노화의 두 종류

병이 있든 없든 우리에게는 수명이 있다. 언젠가는 죽음을 맞이하는 것이 숙명인 것도 사실이다. 산소를 필요로 하는 미토콘드리아계는 장수의 세계인 동시에 산화노화의 세계이기도 하기 때문이다.

무산소 상태에서 분열하면서 성장하여 어린이에서 성인으로 성장한 인간이 연로해가는 과정에서 미토콘드리아계로 전환하여 결국에는 산화되어 죽음을 맞이하는 것도 필연적이라고 할 수밖에 없다.

여기에서 해당계의 원시세포에 미토콘드리아계의 호기성 세균이 기생하였다는 2장의 이야기를 떠올려보자.

산소를 싫어했던 우리의 선조세포해당계 생명체와 산소를 좋아하는 세균미토콘드리아의 원형의 합체에 의해 생명은 지금까지 진화해왔지만, 유해했던 산소를 완전히 무독화할 수는 없었다. 그뿐 아니라 스트레스 과잉에 의해 체내에 발생하는 활성산소의 영향으로 노화나 병이 발생하는 것은 앞서 이야기한 것과 같다.

우리 몸에는 항산화 효소가 있는데 음식물에서 얻은 비타민 C와 E, 파이토케미컬phytochemical, 폴리페놀과 같은 식물에 포함되어 있는 색소 성분 등의 항산화 물질에도 활성산소의 해를 제거하는 작용이 갖추어져 있다. 그러나 그들을 다스려 항산화에 힘쓴다고 해도 나이가 들어감에 따라 이윽고 노화에 대항할 수 없게 되는 것은 자연의 섭리이다.

얼굴에 검버섯이나 주름이 생기는 것도 산화노화현상이며 그것은 결코 잘못되어 일어나는 것은 아니다. 노력해도 20대로 되돌릴 수는 없으므로 늙는 것 자체는 받아들여야만 한다.

물론 지금까지의 이야기에 근거해보면 생명이 노화해가는 과정에는 두 종류가 보인다. 그 중 하나는 해당계에서 미토콘드리아계로 이행하여 조화의 균형이 무너지면서 일어나는 노화이다.

이것은 말 그대로 노화현상이므로 매우 자연스러운 것이다. 젊을 때와 같은 패기는 없어지게 되지만, 여유 있게 산화가 진행되어 주어진 운명을 완수할 수 있게 된다.

그리고 또 하나, 과로 등으로 해당계를 혹사시켜 진행되어버린 노화도 있다. 이들은 조화의 시대에서 이미 그 균형을 깨뜨리는 생활을 하고 있던 증례로, 저산소·저체온의 조건하에서 활성산소가 만들어져 암이나 당뇨병 등의 생활습관병이 발생하기 쉬워진다.

이러한 해당계의 과용은 부주의한 것으로서 미토콘드리아계의 부담도 증가한다. 앞에서 이야기한 것처럼 유산의 처리가 미토콘드리아에서 실시되고 있기 때문이다.

20~50대의 조화의 시대는 무리하면 쉬고, 또 무리를 하면 또 쉬고…… 이러한 반복 속에서 해당계와 미토콘드리아계, 교감신경과 부교감신경의 균형을 유지하는 것이 필요하다. 그러나 이 균형이 잘 취해지지 않은 채 노년기에 들어서면 몸에 무리가 가 노화가 진행되어 버리는 것이다.

종래에 '미토콘드리아 노화설'이라고 하여 생물의 노화에는 미토콘드리아계가 관련되어 있다고 생각되어 왔지만, 해당계의 혹사화, 과로, 중노동 등에 의해 생기는 노화가 본질이다. 그리고 미토콘드리아가 거기에 말려들게 되는 것이다.

이러한 생명의 법칙은 사람이 어떻게 살아가면 좋은지 그 점을 생각하는 데 큰 힌트가 되는 것이다.

어린이와 노인의 식습관이 다른 이유

이번에는 우리의 식습관에 대해 알아보자. 해당계에서 미토콘드리아계와 세포의 에너지 시스템이 이행하는 과정은 우리의 식생활에도 큰 영향을 초래한다.

예를 들면 해당계 우위인 어린이 시절은 깨어 있는 동안은 참지 못하고 바쁘게 활동하고 있으므로 늘 배가 고프다.

특히 성장기 어린이는 아침·점심·저녁의 세끼 식사로도 모자라 간식까지 필요하게 된다. 해당계의 에너지는 효율성이 떨어지므로 일단 많이 먹지 않으면 건강을 유지할 수 없다. 성인의 입장에서 보면 과식이라고 할 수 있는 양이지만 그 정도로 체하거나 비만이 되는 일은 거의 없다.

물론 해당계가 우위인 이 시기에 밖에서 뛰어놀면서 에너지를 발산하지 않고 만화책을 읽거나 게임만 하고 있으면 섭취 에너지가 과잉이 되어 비만이 되기도 한다. 그러나 어린이가 어린이답게 자연스럽게 살아가는 한 섭취한 음식물은 이미 에너지로 변환되어 과식 문제는 일어나지 않는다.

이러한 어린이 시절에서 20대, 30대로 차츰 나이가 들어가면 미토콘드리아계가 우위가 되어 순발력해당계이 후퇴할수록 간식이 필요 없어진다.

물론 먹지 않게 된 것은 아니지만 과식하면 소화가 안 되고, 스포츠 선수처럼 엄청나게 해당계를 사용하지 않는 한 과식이 비만이나 병의 원인이 되어가는 것이다.

그리고 중년기를 지나 노인의 세계에 점차 가까워지면 더욱 미토콘드리아계 우위가 되므로 적게 먹을 뿐만 아니라 기름기 있는 것은 별로 먹지 않게 된다. 고기보다는 생선이나 콩이 먹고 싶어지는 것은 그 때문이다.

더 나이가 들면 그러한 욕구도 차츰 후퇴하여 완전히 소식의 세계로 들어간다. 간식뿐만 아니라 아침·점심·저녁의 세끼 식사도 필요 없을 정도이다. 결국 안개를 먹고 사는 선인仙人과 같은 경지가 되는 것이다.

무엇을 먹으면 좋은지에 대해서는 다양한 논의가 있지만 이러한 인간의 생리에 비추어보면 인생의 고비마다 식습관도 달라지는 것이 사실이다.

하나의 식습관을 일생 동안 계속하는 것은 아니다. 이 점을 무시해버리면 몸이 원하지 않는 식사를 억지로 하게 된다. 영양이 있든지 없든지 그것이 플러스가 되는 것은 아니다.

예를 들면 최근에는 아침밥을 잘 먹는 것이 권장되고 있지만 아침밥이 정말로 필요한 것은 해당계 우위인 어린이들이다. 성인이나 노인은 과식을 피하는 것이 좋으므로 아침을 적게 먹거나 거르는 것도 필요하다.

그러나 이와 똑같은 방식으로 어린이를 소식의 세계로 끌어들이면 안 된다. 해당계가 충분히 작동하지 않아 성장이 방해되어버리기 때문이다.

　어린이의 경우 약간 많이 먹는 정도로는 문제가 되지 않는다. 아침밥을 든든히 먹고 학교에 가면 해당계의 힘으로 건강하게 보내게 되고, 뇌에도 당이 전해지므로 성적도 올라간다. 먹는다는 것은 그 영양을 세포에서 활동 에너지로 변환하는 것이므로 그 구조를 잘 이해해야 한다.

　해당계가 우위인 어린이일 때와 미토콘드리아계가 우위인 노년기에서는 식습관이 달라지는 것이 자연스러운 법칙이다. 따라서 우리는 모든 인간에게 통용되는 영양학은 없다는 것을 알아둘 필요가 있다.

'배의 80%만 채우라'는 이유

　에도江戸 시대의 유학자인 가이바라 에키켄貝原益軒, 1630~1714년이 설명한 식양생食養生의 세계는 미토콘드리아계의 세계로 이행해가는 중년기 이후에 필요하게 되는 사고방식이라고 할 수 있다.

　에키켄은《양생훈養生訓》이라는 저서에서 '배의 80%만 채우

라복팔분목 : 腹八分目'고 권장하고 있는데, 이것은 해당계에서 탈피하는 식습관의 기본이다. 요컨대 그는 '나이가 들면 미토콘드리아계의 식습관으로 바꾸어가라. 그러면 자연의 섭리에 따라 장수할 수 있다'고 말하고 있다.

에키켄의 《양생훈》의 세계를 더욱 진전시킨 것은 역시 에도 시대의 관상가 미즈노 난보쿠水野南北, 1760~1834년이다. 그는 젊었을 때는 매우 거친 성격으로 술과 도박과 싸움으로 세월을 보내는, 해당계의 에너지를 남용하는 생활을 보냈다고 전해진다.

그러던 어느 날 관상을 보는 노승이 미즈노 난보쿠에게 '당신은 죽음이 임박한 얼굴을 하고 있다. 이대로는 1년 이내에 죽을 것이다'라고 경고했다.

미즈노 난보쿠는 이를 계기로 일념발기—念發起하여 보리와 콩 외에는 일절 먹지 않는 생활을 1년간 계속하게 되었다. 그 결과 죽음이 임박한 얼굴이 서서히 사라지고 마음이 안정되어 운세까지 좋아지게 되었다고 한다.

이와 같이 미즈노 난보쿠는 식습관을 바꾸는 것으로 해당계 과잉의 세계로부터 벗어나 멋지게 미토콘드리아계의 세계로 전환할 수 있었다. 그 후 그는 '식생활이 운명이 된다', '식생활이 운명을 좌우한다'는 말을 남겼는데, 확실히 식습관을 바꾸는 것만으로도 생활방식은 바뀐다.

미토콘드리아계의 세계는 지구력의 세계이며 성격적으로는 당황하지 않고 화내지 않고 차분하게 사물을 생각하는 등 문자 그대로 여유 있고 긴 호흡의 세계이다. 여유 있는 호흡으로 산소를 흡수하므로, 식사로 영양을 공급할 필요가 줄어들게 되므로 몸 상태도 좋아져 병에 걸리는 일도 없게 된다.

몸 상태가 바뀌면 기분도 밝아지고 운도 트이게 된다. 식습관 하나로 인생이 바뀐다는 말의 의미를 알 수 있게 된다. 이러한 미토콘드리아계의 깨달음의 세계를 끝까지 파고들어 밝혀내는 것이 선인仙人이라고 불리는 사람인 것이다.

앞에서 다룬 것과 같이 선인은 '안개를 먹고 산다'고 하는데, 이 경지가 되면 실제로 음식물이 거의 필요 없게 된다. 영양학의 상식과는 동떨어진 이야기라고 생각될지도 모르지만 이것은 결코 이상한 것은 아니다.

자세한 것은 8장에서 설명하겠지만 요는 '먹는 것으로 생명을 기른다'라는 영양학의 사고방식은 해당계의 작용만을 기준으로 하여 편향된 것에 지나지 않는다.

실제로 옛날의 고승들은 식사량을 줄이는 것으로 두뇌가 명

석해졌다고 하며 결국에는 식사를 완전히 끊고 죽음에 이르렀다고 한다. 노년기의 소식은 몸에 맞는 것이므로 그것이 자연히 행복한 죽음에 이르게 된 것이다.

이에 비해 현대의료에서는 병환으로 누워 있는 노인을 건강하게 한다고 정맥주사로 영양을 공급하여 해당계의 세계로 억지로 되돌리려고 한다. 또한 위루胃瘻로 식사를 잘할 수 없는 노인 환자에게 위에 튜브를 연결하여 물이나 영양을 공급하는 처치도 한다.

영양을 공급하는 것이 생명을 이어나가는 것이라고 생각하고 있기 때문이겠지만, 이제는 해당계가 활약할 차례가 아니라는 발상은 어디에도 없다.

본래라면 병환으로 누워 있는 노인이 소식하는 것은, 여유 있는 미토콘드리아계의 세계에 몸을 맡기고 지금까지의 인생에 감사하면서 되돌아보는 귀중한 시간이 되는 것이다. 그것은 매우 자연스러운 것이며 아무 문제도 없다.

그런데 정맥주사로 영양을 공급하여 해당계 과잉의 세계에 억지로 끌려가 고통이 시작되면, 이번에는 진통제를 먹게 되어 끝없는 미혹의 세계로 떨어져 사망에 이르게 되는 경우가 많다. 이것은 불행하다고밖에는 표현할 수 없는 일이다.

노년기가 미토콘드리아계의 세계임을 알면 죽음의 시기가 가까웠을 때 영양을 섭취하게 하는 것이 생명의 법칙에 반한 어리석은 일이라는 것을 이해할 수 있게 된다. 야생동물은 배우지 않아도 이 흐름에 맞추어 죽음을 맞이하고 있다.

연명치료는 필요한가?

이번에는 식습관의 문제와 관련하여 체내 영양처리의 의외의 활동에 대해 소개하려고 한다.

체내에 흡수된 영양소는 혈액이나 림프액에 의해 세포로 운반되지만 과식으로 생긴 여분의 당이 혈액 중에 남는다. 이러한 여분의 영양소를 처리하고 있는 것은 방어세포의 하나인 대식세포인데 마른 사람일수록 이 대식세포의 수가 적다.

대식가일수록 영양분을 처리하는 대식세포가 많이 필요하므로, 소식을 해온 마른 사람에게 억지로 많은 양의 밥을 먹게 하면 고통을 느끼는 것은 대식세포의 수가 적기 때문이다.

건강한 사람도 많은 양의 밥을 억지로 먹는 것은 괴로운 일인데, 죽음의 시기가 가까워져 식사를 거의 받아들일 수 없는 사람이 연명을 위해 영양을 공급받으면 그보다 더 큰 괴로움이 초래되는 것은 당연하다.

죽을 때는 괴로운 법이라고 생각하고 있는 사람이 많을지도 모르지만, 생명의 법칙에 따라 살면 누구나 평온하게 죽음을 맞이할 수 있다. 현대인은 해당계의 생활방식에 너무 편향되어 있으므로 어떻게 해도 그러한 가치관으로 매사를 보게 된다.

그러나 생물은 생명의 법칙에 순응하여 죽음을 맞이할 때가 되면 해당계의 순발력은 이미 소실되고 고갈되어 조용히 죽어간다. 동물들도 그렇게 죽는다. 해당계의 에너지를 차단하여 미토콘드리아계의 세계에서만 근근이 살다가 마지막에는 산소를 받아들이는 것조차 그만두고 조용히 숨을 거두게 된다.

이러한 죽음의 방식을 받아들일 수 없는 것은 살아 있는 것만이 좋다고 생각하는 현대인의 사생관死生觀과도 관련이 있다.

죽을 때 느끼는 고통을 두려워하기 때문에 생에 집착할지도 모르지만 모든 죽음이 고통을 수반하는 것은 아니다. 또한 병으로 고통을 느끼는 일이 있다고 해도 그것은 잘못된 것이 아니라 우리 몸이 필사적으로 적응 현상을 반복하고 있다는 것의 표현이다.

이러한 생명의 정묘한 작용을 알면 죽음에 대한 생각도 많이 바뀌지 않을까? 사는 것과 죽는 것은 표리일체이므로 한쪽만 두려워하는 것은 이상하다.

나는 지금부터 10년, 20년의 시간을 들여 조금씩 미토콘드리아계의 세계에 들어가면서 서서히 식사량을 줄이고 온화한 기분으로 죽음의 시기를 맞이하고 싶다.

노인을 간호하고 있는 가족들도 생명의 법칙을 잘 이해하면 무턱대고 연명치료는 하지 않게 될 것이다. '어떻게든 하는 데까지 해보고 싶다'라는 마음은 이해하지만, 실제로는 당사자에게 상당한 괴로움을 주고 있다는 것은 지금까지의 설명만으로도 알 수 있다.

죽음이 자연의 섭리라는 것의 진짜 의미는 해당계와 미토콘드리아계의 관계 속에서 비로소 알게 된다.

과식과 단식

우리는 자연히 살고 있으면 서서히 해당계에서 미토콘드리아계로 전환하여 무리 없이 소식의 세계로 들어간다. 그러나 해당계와 미토콘드리아계의 조화가 필요한 성인의 시대20~50대에 해당계에 의존한 생활방식을 계속하면 생활방식의 균형이 깨져버려 비만이나 생활습관병이 더욱 심해진다.

단식이 몸에 좋다는 것도 해당계에 의존한 상태를 바로잡고 깨진 균형을 되돌리기 위해 유효하기 때문이다. 또한 앞에서 이야기한 대식세포에 의한 영양처치의 필요성이 줄어가므로 대식세포는 세균이나 바이러스 등 외적의 방어에 전념할 수 있게 된다. 이처럼 먹지 않는 것으로 면역력이 증가하게 된다.

실제로 영양처리에 내몰린 대식세포를 현미경으로 관찰하면 빵빵하게 부풀어버려 거의 움직임이 없다. 이러한 대식세포를 포말세포라고 하며 방어세포로서의 작용은 불가능하게 된다.

음식물의 영양은 몸에 필요한 것이지만 너무 많이 섭취하면 면역력이 저하하여 병을 일으키는 원인이 된다. 평소에 과식하는 경향이 있는 사람은 정기적으로 단식을 실시하여 생활방식의 균형을 되돌리는 것도 필요하다.

물론 아무리 단식이 좋아도 지금까지 일상적으로 먹고 있던 것을 제한하는 것이므로 어느 정도 익숙해지는 시간이 필요하다.

내 연구실에서 단식 실험을 한 적이 있는데, 학생들과 나 모두 세끼를 굶었을 뿐인데도 초조해지고 작은 일에도 쉽게 화를 내는 것을 느꼈다. 익숙해질 때까지는 항상 사용하고 있던 해당계의 회로가 '빨리 영양을 공급해달라'고 요구하고 있기 때문에 마음을 조절하기가 매우 어려운 탓이다.

인간은 원래 진수성찬을 먹으면 만족스러운 기분이 된다. 해당계 우위인 동안에는 먹는 것으로 초조함이 사라지고 화도 잘 내지 않게 되는 것도 사실이다.

너무 무리하여 절식하면 오히려 몸 상태는 나빠진다. 그뿐 아니라 심한 저혈당에 빠져버리기도 하여 지도자 없이 장기간 단식을 실시하면 최악의 경우에는 죽음에 이를 위험성도 있다.

단식이라는 것은 머지않아 올 미토콘드리아계의 세계를 선취하는 것 같은 행위이므로 너무 무리하지 말고 의식적으로 훈련하여 익숙해지는 것이 중요하다.

그러한 의미에서 단식은 훈련일 뿐이다. 무리한 훈련은 몸의 균형을 깨뜨릴 위험이 있어 좋지 않다.

중요한 것은 나이에 맞는 생활방식

노년기에 찾아오는 미토콘드리아계의 세계는 종교에서 말하는 깨달음의 세계와도 중첩되는 면이 있다. 이번에는 과학의 눈으로 깨달음의 실태에 대해 추적해보자.

종교 수행자가 목표로 하고 있는 것은 간단히 말하면 소식과 호흡법에 의해 해당계의 욕심의 세계로부터 해탈하여 미토콘드리아계의 유산소운동으로 천천히 살아가는 것이다.

미토콘드리아계가 우위가 되면 정신적으로 더 안정되게 되어 투쟁심은 서서히 후퇴해버린다. 화나 슬픔, 노여움이나 미혹 등은 저산소·저체온의 세계이므로 그것으로부터 벗어나는 것은 마음의 평화로 가는 길이기도 하며 동시에 미토콘드리아 활성에 의한 무병장수로도 이어진다.

긴 인생 속에서 다양한 경험을 하다가 마지막에는 평온의 세계로 향해가는 것은 큰 의미가 있다. 마음의 평화를 얻을 수 있는 세계이므로 젊을 때에도 미토콘드리아계의 여유 있는 감각은 조금이라도 반드시 필요하다.

그러나 그것은 뒤집어보면 인간이 갖고 있는 욕구의 상실로도 이어진다. 젊음을 잃는 경우도 있으며 해당계의 에너지가 필요한 젊은 시절에 무리하게 깨달음의 세계를 추구해버리면 에너지의 균형이 깨져 정신적으로 이상해질 수도 있다.

다시 한 번 말하지만 중요한 것은 나이에 맞는 생활방식이다. 심신의 건전함은 해당계와 미토콘드리아계의 균형 속에 있다. 해당계와 미토콘드리아계가 함께 작용하고 있는 성인기가 세포 레벨에서는 가장 조화로운 상태인 것을 다시 한 번 떠올리기 바란다.

조화란 미토콘드리아계에 편향된 것이 아니라 '해당계 : 미토콘드리아계 = 1 : 1'의 상태인 것을 말한다. 따라서 해당계를 악자 취급하는 것은 세포에 있는 잠재능력의 반이나 잠재워버리고 있는 것이다. 반면 너무 금욕주의적인 삶을 살면 그것은 또 그것대로 생명의 법칙에서 벗어나버리는 것이다.

인간은 나이가 들면 자연히 미토콘드리아의 깨달음의 세계로 나아가고 있으므로 그때까지는 무리하지 말고 열심히 사회생활을 영위하여 두 에너지의 조화를 의식하는 것이 중요하다.

물욕, 명예욕, 성욕도 공연히 기피해야만 하는 것은 아니다. 젊을 때는 윌리엄 클라크William Clark 박사가 말한 '소년이여, 야망을 가져라'라는 말이 그대로 맞아떨어진다. 이 세상에서 살아가는 것에 대한 의욕을 느끼는 동안에는 해당계의 에너지를 잘 사용하여 사회에서 마음껏 활약하면 좋을 것이다.

그것이 과도하여 병에 걸리는 사람도 있겠지만 그것도 생활방식의 하나이며 나쁜 것은 아니다. 순발력으로 다양한 것에 도전하면서도 감성을 작용시켜 조금씩 힘을 빼는 방법을 익혀가면 미토콘드리아계의 장점도 알 수 있게 된다.

아보 연구실에서 ④
병에 걸리는 것도 조화의 결과

나는 지금까지 해당계와 미토콘드리아계라는, 세포에 갖추어진 두 에너지 경로에 대해서 이야기해왔다.

'팽대한 에너지가 만들어내는 미토콘드리아계 쪽이 해당계보다 뛰어나다'라고 느낀 사람도 많을지 모르지만 에너지 경로로서는 양쪽 모두 필요하다. 이 점을 잘못 이해하면 생활방식의 균형이 깨져버려 자신의 능력을 충분히 발휘할 수 없게 된다.

이 책에서 '해당계 : 미토콘드리아계 = 1 : 1'이 가장 조화로운 상태라고 설명했지만, 여기에서 말하는 조화란 건강한 상태를 가리키는 것만은 아니다. 건강한 것과 병에 걸리는 것 모두 우리 몸에 있어서 필요한 상태이다.

'병은 나쁜 것이다'라는 생각에서 탈피하여 생명 현상을 있는 그대로 파악할 수 있게 되면 조화의 의미를 확실히 알 수 있을 것이다.

5장

남녀의
서로 다른
특성에 대한 이해

스트레스에 의해 저산소 · 저체온 상태가 계속되면 호르몬 균형이 깨져

여러 가지 불편한 증상이나 생리 시 문제가 일어나기 쉬워진다.

현재 많은 여성이 불임증을 앓고 있는데

이는 저산소 · 저체온이 지속됨에 따라

난자가 성숙하지 않아 배란 간격이 연장된 탓에 나타나는 것이다.

생식은 20억 년 전의 합체를 다시 하는 것

이 장에서는 지금까지 설명해온 인체 내 두 종류의 에너지 공장을 성별이라는 관점에서 살펴보도록 하자.

우리 인간은 남성과 여성, 두 종류의 성별을 갖고 있다. 이 성이 섞이면 새로운 개체가 만들어져 유전 정보가 계속되어 가는 것은 너무나 당연한 것이지만, 왜 남녀의 성별의 차이가 생긴 것인지 이 중요한 사실에 대해서는 알려져 있지 않다.

여기에서도 열쇠가 되는 것은 해당계와 미토콘드리아계의 에너지 공장이다. 해당계 에너지를 사용하여 오로지 분열을 반복해온 원시세포원핵생물는 유해했던 산소를 에너지로 바꾸는 호기성 세균을 포합하는 것으로 폭발적인 진화를 이루었다.

이 세포 내에 포합된 호기성 세균이 미토콘드리아의 기원인 것은 말한 그대로이다. 그 수는 하나의 세균에만도 수백에서 수천 개에 이른다. 외부로부터 기생한 다수의 세균에게 까다로웠던 산소 처리를 하게 하는 것으로 생명은 인간과 같은 고등생물로 진화하는 티켓을 손에 넣게 된 것이다.

여기에서 중요한 것은 산소의 힘인데, 성장한 생명은 성장과 동시에 노화에서 죽음에 이르는 과정도 받아들이게 된 것이다.

단순한 해당계의 에너지만으로 생명 활동을 영위하는 원시 세포에는 변화는 있어도 성장과 진화는 없다. 생명진핵생물은 미토콘드리아계의 에너지를 손에 넣는 것으로 성장과 진화의 세계에 들어갔다.

성장과 노화는 상반되는 것이라 생각할지 모르지만 산소를 에너지로 하는 것은 성장이나 진화의 티켓을 손에 넣음과 동시에 산화노화를 촉진하는 것이기도 하다. 성장의 끝에는 노화가 있으며 그리고 죽음의 세계가 있다. 이것이 진화한 생명체의 숙명이다.

물론 성장하고 노화하는 것만으로 자손은 남지 않으며 억지로 종을 번영시키는 것은 불가능하다. 거기에서 새롭게 취해진 전략이 두 개체의 합체에 의해 새로운 개체를 만들어내는 '생식'이라는 행위이다.

생식에는 다양한 형태가 있으며 정확하게는 해당계만의 세포분열도 그 중 하나로 쳐주지만무성생식, 여기에서 문제 삼는 것은 수컷의 정자와 암컷의 난자가 합체하는 생식유성생식이다. 정자와 난자 모두 유전 정보를 다음 세대로 전달하는 역할을 가진 세포의 일종으로 일반적으로는 생식세포라고 총칭된다.

이 생식세포에서 흥미로운 점은 정자와 난자 모두 감수분열에 의해 각각 반수의 염색체밖에 남기지 않는다는 것이다. 동물의 경우 교미에 의해 정자와 난자가 결합하는 것으로, 이 반수의 염색체가 교차하여 1 : 1의 비율로 수컷과 암컷의 유전 정보를 이어가게 된다.

식물의 경우도 수술에서 나온 화분이 암꽃술에 부착하는 수분受粉에 의해 합체하는데, 이들도 반수의 염색체가 교차하는 것으로 각각의 유전 정보를 평등하게 이어간다.

어쨌든 다음 세대에 자손을 남기기 위한 생식의 원점은 2가지 다른 세포의 합체에 있는 것을 알 수 있다. 사실 이 생식은 20억 년 전의 해당계 생명체와 미토콘드리아계 생명체의 합체를 다시 하는 것이다. 수수께끼가 많은 남녀관계의 기원은 이 시대에까지 거슬러 올라가는 것이다.

여성적인 미토콘드리아와 남성적인 해당계

생명의 구조에 근거하여 보면 다양하게 논의되는 남녀의 본연의 모습에 대해서도 한 가지 대답을 알 수 있게 된다. 우선 세포의 핵 내부에 관심을 가져보자.

인간의 경우, 세포 내의 핵에는 23쌍의 염색체가 있으며 유전 정보를 담당하는 DNA가 거기에 포함되어 있지만 예외는 있다. 같은 세포 내의 미토콘드리아에도 DNA가 포함되어 있는 것이다.

이 미토콘드리아 DNA는 미토콘드리아가 지금까지는 외부의 생명체호기성 세균였던 것의 증거가 되고 있지만 물론 스스로의 DNA만으로 독자적으로 활동할 수 있는 것은 아니다. 필요한 유전 정보의 대부분을 핵 속으로 이동시켜버리는 것으로 멋대로 분열을 억제하여 세포 내의 한 기관으로서 정착되어 있다는 것이다.

핵의 DNA 정보를 빌리는 대신에 수소를 에너지로 변환하는 일을 계승하여 숙주세포와의 공생관계를 유지해왔다고 생각할 수도 있다. 이 미토콘드리아 DNA의 흥미로운 점은 모계의 정보만이 다음 세대로 계승된다는 점이다.

수정란은 미토콘드리아가 극단적으로 많은 난자로부터의 미토콘드리아를 이어받는 구조로 되어 있다. 그 때문에 미토콘드리아 DNA의 선조를 점점 거슬러 올라가면 그 기원은 한 여성에 당도한다.

그렇게 하여 15만 년 정도 거슬러 올라간 끝에 도달한 인류 공통의 선조는 미토콘드리아 이브Mitochondria Eve라고 이름 붙여진 아프리카 여성이었다. 인류가 아프리카에서 탄생하여 그 후 세계 각지에 흩어졌다는 것은 미토콘드리아의 기원을 더 들어가는 것에 의해 판명된 것이다.

어쨌든 미토콘드리아가 모계의 요소가 강한 매우 여성적인 기관이라는 것을 알 수 있게 되었다. 이에 비해 이제부터 검토해가겠지만 분열을 반복하는 해당계 세포는 매우 남성적이다. 그중에도 정자는 난자와는 대조적으로 미토콘드리아가 매우 적은 해당계에 사는 세포이다.

우리 인간은 이러한 여성적인 요소와 남성적인 요소가 세포 내에서 서로 협력하는 것으로 하루하루의 생명 활동을 영위하고 있다. 이 관계성을 찾아가는 과정에서 남자다움이나 여자다움의 의미, 조화로운 생활방식의 힌트를 알 수 있게 된다.

난자와 정자의 차이

미토콘드리아가 모계의 기관인 것은 난자의 작용을 조사해가는 것으로도 확인할 수 있다.

성숙한 하나의 난자에는 사실 10만 개의 미토콘드리아가 존재한다고 한다. 미토콘드리아가 많이 모여 있는 적근, 또는 심장이나 뇌에서는 1세포당 미토콘드리아의 수는 4,000~5,000개 정도이므로 이것을 훨씬 웃도는, 팽대한 수에 달하는 것을 알 수 있다.

난자는 산소가 적은 태생기胎生期에 분열을 끝내버리므로 여성은 태어난 단계에서 이미 일생 동안 사용할 만큼의 난자를 확보하고 있다. 이 난자가 몸속에서 따뜻해지고 성숙해져, 초경을 맞이하는 15세 전후의 시기까지 미토콘드리아를 10만 개까지 증가시켜간다.

이후에 여성에게는 한 달에 한 번 생리가 찾아오고 이렇게 성숙시킨 난자를 하나씩 배란해왔다. 폐경의 시기를 50세경이라고 치면 약 35년의 일생 중 한 달에 거의 300~400개의 난자를 사용하게 된다.

한편 이 난자와 합체하는 정자는 미토콘드리아가 거의 없고 해당계 에너지를 사용하여 분열을 반복한다. 구체적으로는 정자 1개당 미토콘드리아의 수는 100개 전후밖에 안 된다. 미토콘드리아에 반입된 분열억제유전자가 적으므로 분열이 가능하다고 해도 좋다.

정자에 포함되어 있는 약간의 미토콘드리아는 수정 시에 난자 속에 들어오지만 얼마 못 가 분해되어버린다. 난자 하나에 사정된 약 1억 개의 정자가 향해가는 것으로부터 알 수 있듯이 난자여성는 그것만으로 우위를 점하는 것이다.

난자와 정자의 성질을 한마디로 나타내면 다음과 같다.

> • 난자 = 미토콘드리아계
> • 정자 = 해당계

이러한 생식세포의 성질의 차이만 보아도 남녀가 결합하여 아이를 만드는 과정이 태곳적의 해당계 세포와 호기성 세균미토콘드리아의 합체를 다시 하는 것임을 알 수 있게 된다. 즉, 20억 년 전의 생명체의 합체를 다시 하고 있는 것이 생식인 것이다.

해당계 세포남성는 유해한 산소에 괴로워하고 있다가 산소를 좋아하는 호기성 세균여성에게 구조되어, 스스로 생산한 영양을 나누어주는 것과 교환하여 지금까지 없었던 막대한 힘을 손에 넣게 된 것이다.

남성은 여성의 존재 없이는 살 수 없다. 양자의 이러한 관계는 현재의 남녀관계에 그대로 지속되고 있다.

요컨대 생명을 유지하는 미토콘드리아는 여성 그 자체이며 꼼꼼히 대비하여 착실하게 자신의 자손을 남기기 위해 '남성 = 정자 = 해당계'를 사용하는 구조이다. 여기에 생물로서의 남녀관계의 원점이 있다.

그 때문에 해당계 우위의 남성은 사회에 나와 정력적으로 활동하는 것에 적합하지만, 무산소가 기본이므로 아무래도 몸을 혹사시켜 스트레스 과다가 되기 쉬우므로 장수할 수는 없다.

전후의 60년간 일본인의 평균 수명은 30년 정도 연장되었지만 그래도 남성의 평균 수명은 79세로 여성의 86세에는 미치지 않는다. 100세 이상의 장수자는 80% 이상이 여성이다.

물론 앞에서 이야기한 것처럼 미토콘드리아계의 여성은 착실히 가정을 꾸리고 아이를 낳아서 키우는 것이 생물로서의 기본이므로 이 기본에 반하여 무리하게 작용하면 남성 이상으로 몸에 부담이 간다.

　여성의 사회진출에는 다양한 의견이 있지만 생물로서의 인간을 보았을 때는 그다지 적합하지 않은 해당계의 세계에 들

정자와 난자로부터 알 수 있는 남녀관계의 비밀

정자(남)	난자(여)
해당계 우위 (무산소운동)	미토콘드리아 우위 (유산소운동)
서늘하여 분열 (무더위에 약함)	따뜻하여 성숙 (추위에 약함)
단명의 경향 (평균 수명 79세)	비교적 장수 (평균 수명 86세)

수정

남녀가 서로 이끌려 수정을 하여 새로운 생명을 탄생시키는 것은 태고의 시대의 해당계 세포(혐기성 세균)와 미토콘드리아 생명체(호기성 세균)의 합체를 다시 하는 것이다.

어가는 것을 의미한다고 할 수 있다. 필시 그 스트레스는 해당 계의 세계에 익숙해져 있는 남성보다 훨씬 클 것이다.

물론 매사를 차분하게 생각하거나 한 가지 작업을 반복하는 것은 미토콘드리아계 우위인 여성 쪽이 적합한 면이 있는 것도 사실이다. 즉, 사회에 나와 활동하는 경우에도 몸에 갖추어진 특성을 확실히 이해하고 여기에 적합한 생활방식을 하도록 의식하는 것이 여성다움으로 이어진다고 할 수 있다.

적어도 몸을 따뜻하게 하는 것은 여성의 생활방식의 기본임을 이해하고 몸을 항상 관리하면 적응하기 쉬워질 것이다.

여성호르몬의 역할

여성이 남성보다 장수하는 비밀이 미토콘드리아계 우위의 체질 때문임을 알게 되었는데, 이것은 면역의 측면에서도 설명할 수 있다. 포인트가 되는 것은 여성호르몬과 면역의 관계이다.

여성호르몬에스트로겐은 여성스러움을 형성하는 데 빼놓을 수 없는 물질이다. 이것은 여성이 사춘기를 거쳐 결혼 적령기에 들어서면 더 많이 분비되며, 그에 따라 부교감신경이 우위가 되어간다.

부교감신경은 여유 있게 휴식할 때 우위로 작용하지만, 이 상태가 계속되면 림프구의 수도 증가한다. 결국 여성호르몬의 분비가 면역력 상승으로 이어지는 것이다. 또한 여성호르몬의 분비가 증가하면 체형도 둥글어지며 피부가 촉촉하여 여성으로서의 매력도 증가한다.

여성이 사랑을 하고 아름다워지는 과정은 임신이나 출산에 견딜 수 있는 몸으로 변화해가는 과정이기도 하다. 이것이 20~40대 여성의 몸의 기본이므로 교감신경이 우위가 된 생활 방식은 몸에 매우 부담이 된다.

교감신경이 우위인 긴장상태가 지속되면 혈액 중의 림프구의 비율이 감소하고 과립구의 수가 증가한다. 암이나 에이즈와 같은 병에 걸리면 증상이 악화하여 사망하기 약 한 달 전에는 그때까지 30%대였던 림프구의 비율이 10% 정도로 크게 감소해버린다.

거기까지는 가지 않더라도 스트레스에 의해 저산소·저체온 상태가 계속되면 호르몬 균형이 깨져 여러 가지 불편한 증상이나 생리 시 문제가 일어나기 쉬워진다. 현재 많은 여성이 불임증을 앓고 있는데 이는 저산소·저체온이 지속됨에 따라 난자가 성숙하지 않아 배란 간격이 연장된 탓에 나타나는 것이다.

그러다보니 배란유발제를 사용하여 인공적으로 배란을 촉진하는 데 이는 불임을 근본적으로 해결하는 방법이 아니다. 오히려 저산소·저체온 상태를 지속시켜 건강 수준을 떨어뜨릴지도 모른다.

불임으로 이어지는 상태에서 벗어나려면 '스트레스 → 교감신경 과잉'의 생활방식을 되돌아보는 것이 무엇보다 중요하다.

여성의 경우, 남성과 동등하게 열심히 하려고 할수록 저산소·저체온의 세계로 들어가게 되어 원래 우위인 미토콘드리아의 활동이 제한된다. 그 결과 난자의 활동이 억제되어 여성스러움으로부터도 멀어져간다.

남자다움이나 여자다움에 대해 이해하는 것은 자기 자신의 특성을 아는 것이기도 하며, 몸 상태가 나빠지거나 병을 회피하는 생활방식으로 이어진다. 자기 자신의 능력을 발휘하여 건강하게 살아가기 위해서도 이러한 특성을 반드시 이해하기 바란다.

냉성으로 괴로워하는 여성이 많은 이유

지금까지의 이야기를 통해 남성과 여성이 정자와 난자의 특징을 물려받았다는 사실을 분명히 알게 되었다. 정자가 해당계 우위이고 난자는 미토콘드리아계 우위인 것을 보면, 각각 어떠한 생활방식이 적합한지 알 수 있을 것이다.

지금까지 반복해서 말한 것처럼 정자는 차게 하면 분열을 반복한다. 이에 비해 난자는 따뜻해야 성숙할 수 있다.

생명을 전체적으로 보면 따뜻한 것이 건강을 유지하는 기본이지만, 남성은 생식기가 밖으로 나와 있는 것만 보아도 알 수 있듯이 몸의 요소요소를 차게 해야 건강해지는 것이다.

- 남성의 조건 → 차게 하면 건강해진다.
- 여성의 조건 → 따뜻하게 하면 성숙해진다.

남성은 험한 사회환경 속에서 살아가야 하므로 적절하게 차게 하는 것도 중요하다. 너무 편안한 환경에 만족해하고 있으면 자신의 능력을 발휘할 수 없다. 최근 문제가 되는 남성의 정자 감소도 여기에 원인이 있다.

정자의 분열을 촉진하여 건강하게 활동하기 위해서라도 어느 정도는 해당계를 구사하여 몸을 단련할 필요가 있다.

피부도 외부의 찬 공기에 방치시키면 분열하여 건강해진다. 어린이 시기에 해당계를 사용하지 않고 방에 틀어박혀 게임만 하고 있으면 미약해지는 것은 그 때문이다.

특히 남성은 사회생활에 적응하기 위해서라도 해당계 에너지의 활용 방법을 연구해야 한다. 무리하게 해당계를 혹사시키는 것이 아니라 능숙하게 다루면 남자다움을 발휘할 수 있다.

한편 여성은 일반적으로 이야기하는 것처럼 냉기가 매우 해로운데 그 이유도 이제 알았을 것이다. 냉성冷性으로 괴로워하는 사람이 여성에게 압도적으로 많은 것은 무엇보다 난자를 지켜내야만 하기 때문이다.

따뜻하게 하는 것을 확실하게 의식하지 않으면 생활방식의 기본이 성립되지 않는다. 차가운 것을 너무 많이 먹지 않도록 하거나 추울 때에는 충분히 방한함으로써 냉기에 대한 대책을 취해야 한다. 물론 장시간 노동이나 수면부족도 저산소·저체온의 조건이 된다.

이와 관련하여 일본에서는 전전·전후 모두 여성은 따뜻한 오키나와현沖繩縣이, 남성은 춥고 고지저산소인 나가노현長野

縣이 장수의 1위를 차지하고 있다. 사는 지역만이 장수의 조건이 되는 것은 아니지만 매우 흥미로운 데이터이다.

따라서 자신이 살고 있는 토지의 기후풍토를 체크하고 적응 방법을 생각하는 것이 건강이나 자손번영을 위한 힌트가 될 것이다.

태아 분열과 암세포 분열의 유사성

남녀 차이를 알 수 있게 되었겠지만, 그럼 이렇게 성질이 다른 남녀가 결합하여 수정하는 것은 어떻게 생각하는 것이 좋을까?

수정으로부터 임신, 출산에 이르는 과정에서 주역이 되는 것은 해당계의 에너지이다. 우선 정자를 만드는 남성의 측면에서 살펴보자.

정자는 정소라는 기관에서 만들어지며 따뜻한 뱃속에 있는 태아일 때는 분열이 시작되지 않는다. 이 세상에 태어나기 전까지 정자는 몸 밖에 만들어진 주머니 모양의 기관인 음낭으로 떨어져 여기에서 분열이 시작된다.

외부 공기에 방치되기 쉬운 음낭은 체내에 비해 온도가 약 5℃ 낮으므로 정자의 분열이 진행되기 쉬운 환경에 있다. 이 5℃의 차이가 중요하다. 더 추우면 해당계와 미토콘드리아계 모두 불리하게 되며 동사凍死로 이어지기 때문이다.

이렇게 정소는 사춘기가 되면 그 용량이 증대하여 격하게 분열하며, 사정 시에는 약 1억 개의 정자를 방출한다.

한편 여성은 태어날 때 이미 일생에 필요한 난자난모세포를 보유하고 있다. 그 때문에 분열을 반복할 필요는 없으며 몸을 따뜻하게 하여 난자를 여유 있게 성숙시키는 것이 기본이 된다.

이 난자를 만들어내는 기관이 난소이다. 난자는 난소 안에서 성숙하며 초경을 맞이함과 동시에 한 달에 한 번꼴로 자궁으로 배출된다. 배란 직후에 정자가 다가오면 수정하여 임신에 이른다. 반대로 이 타이밍을 놓치면 수정에 실패한다.

여성은 배란 시에 이 기초체온이 상승하는데 이것은 여성호르몬의 분비를 증가시켜 배란을 촉진하기 위해서이다. 이렇듯 몸을 따뜻하게 하는 것은 여성의 몸이 임신·출산의 최종적인 준비를 하는 것과 같다.

> • 분열되어 생산된 다수의 정자 → 해당계
> • 따뜻하게 해서 성숙한 것으로 만들어진 난자 → 미토콘드리아계

이 2가지가 결합해 여성이 임신을 하면, 출산까지의 10개월 10일은 단지 분열을 반복하는 해당계 에너지의 시대이다.

의외라고 생각할지도 모르지만 태아의 분열 과정은 암세포의 분열과 조건이 매우 유사하다. 지금까지 반복해왔듯이 세포의 분열은 저산소·저체온이라는 환경에서 진행해가는 것이기 때문이다.

물론 모체가 저체온이 되는 것은 아니다. 따라서 태아는 자궁에 착상한 뒤 태반을 통해 산소분압을 4분의 1로 하여 저산소의 조건을 만들어내 분열을 반복한다.

이 산소분압의 4분의 1이라는 저산소 세계에서는 미토콘드리아의 작용이 정체하므로 분열의 조건을 획득하게 된다.

사랑을 하는 시기의 비밀

태아는 태반을 통해 모친이 섭취한 영양이나 산소를 받아

들이고, 반대로 노폐물이나 이산화탄소를 배출하면서 서서히 성장해간다. 여기에서 말하는 태아의 성장이란 수정란의 세포분열을 의미한다.

구체적인 과정을 살펴보자. 수정 직후는 난자가 가지고 있는 미토콘드리아가 많으므로 수정란이 천천히 분열한다.

그것이 2개의 수정란이 4개로, 4개가 8개로 증가해가는 과정에서 미토콘드리아는 줄어들어 분열 속도는 점점 증가한다. 그리고 10개월 10일이 지나면 분열이 최고조가 되어 단 1개였던 수정란이 2,000~3,000g의 태아가 되기까지 성장하는 것이다.

이 시점에서는 미토콘드리아는 거의 없어져 버릴 정도로 희석되지만, 갓 태어나 외부의 공기와 만나게 되면 산소가 단번에 들어와 그와 함께 세포의 분열이 억제되기 시작한다. 이렇게 폐호흡이 시작되면서 서서히 미토콘드리아가 증가해가는 것이다.

태아의 세포에 갖추어진 해당계와 미토콘드리아계의 작용이 멋지게 조절되고 있다고 생각하지 않는가?

태아기에 최고조가 된 분열은 이 세상에 태어나 미토콘드리아가 증가하기 시작하고 나서도 천천히 계속되어 앞서 이야기한 것과 같이 심장이나 뇌, 적근 등은 약 3세까지 분열을 반복하며 커지게 된다. 그리고 성인의 세포 수에 달했을 때 분열을 멈춘다.

확실히 '세 살 버릇 여든까지 간다'라는 말처럼 3세까지 생성된 조직·기관이 그 사람의 일생의 토대가 되는 것이다.

정소 내의 정자나 피부조직과 같이 미토콘드리아가 적게 포함된 부위는 끊임없는 분열이 계속되어 가는데, 몸 전체에서는 서서히 미토콘드리아계가 우위가 되어 20세가 되면 해당계와 미토콘드리아계의 조화의 시대가 시작된다.

이 조화의 시대에 대부분의 남녀는 서로 이끌려 성교를 통해 정자와 난자를 결합시켜 새로운 생명을 탄생시킨다. 그리고 지금까지 이야기한 것과 같은 임신 → 출산의 과정을 반복하는 것이다. 이렇게 생명은 다음 세대에 자손을 남겨 진화를 계속해왔다.

사랑을 하는 것과 서로 이끌려 결합하는 것은 모두 해당계와 미토콘드리아계의 관계 속에서 전개되는 자연의 섭리이다. 원시생명의 시대부터 계속되어온 활동으로 지금도 생명이 지속되고 있는 것이다.

또한 이윽고 조화의 시대를 지나 고령기로 접어들어 미토콘드리아계가 우위가 되면 자손을 만들어내는 일에서 해방되어 이성과 관계를 맺는 것도 줄어들게 된다. 해당계의 분열로 시작된 우리의 생명은 최종적으로 미토콘드리아계의 세계에서 천천히 임종을 맞게 된다.

어떤가? 생명의 구조가 실로 신비롭지 않은가?

5℃의 차이가 생식의 조건

생식의 과정은 인간을 포함해 모든 다세포생물에 공통된 것이다. 생식의 원칙은 분열이므로 저산소·저체온 상태를 부분적으로 어떻게 만들어내는가 하는 것이 포인트이다. 이 점에 관해서 생물은 다양한 지혜를 구사하여 적응 상태를 만들어내고 있다.

조류, 양서류, 파충류, 어류의 경우를 예로 들어보자. 우선 조류는 교미에 의해 수컷의 정자와 암컷의 난자가 결합하면 무기질의 껍질로 둘러싸인 알이 되어 암컷의 체내에서 배출된다.

수정란의 분열을 촉진하기 위해서는 저산소·저체온의 조건을 만들어낼 필요가 있는데, 그 때문에 어미 새는 알을 품으면서 기초체온보다 5℃ 정도 낮은 환경을 만들어낸다. 예를 들면 닭의 기초체온이 42℃이므로 알은 37℃ 정도로 유지된다. 이 5℃의 차이가 저체온의 조건이 되어 분열이 촉진된다.

어미 새가 알을 품고 있는 상황은 언뜻 보면 고체온 상태를 만드는 것 같다. 하지만 실제로는 외부 공기와 어미 새의 체온을 합쳐 수정란이 분열하기 쉬운 저체온의 환경을 만들어내는 것이다.

이에 비해 양서류는 산란은 하지만 조류처럼 어미가 알을 품는 것은 불가능하다.

그럼 그들은 어떻게 분열 조건을 만들어내는가? 포인트는 산란 장소이다. 양서류의 경우, 물가에서 알을 낳으므로 체온과 5℃의 차이가 만들어진다. 겨울에 알을 낳고 봄에 부화하는 것은 봄의 태양빛이 분열의 조건을 만들어내는 데에 가장 적합하기 때문이다.

한편 파충류는 육지에서 산란한다는 점에서 양서류와 다르지만 5℃의 차이를 만들어내는 것은 기본적으로 같다. 예를 들면 바다거북의 경우, 해변의 모래 속에 알을 낳아 태양빛에 의해 체온과의 5℃ 차이를 만들어낸다.

또한 악어는 고목이나 풀로 물가에 둥지를 만들어 태양과 둥지의 습기로 5℃의 차이를 만들어낸다. 또 뱀과 같이 몇 개에서 몇십 개의 알을 똬리를 틀어 둘러싸는 경우도 있는데, 이것도 온도 조절에 의해 5℃의 차이를 만들어낸다는 점에서 공통적이다.

어류인 연어는 산란을 위해 태어난 강으로 돌아가 산란에 적합한 장소의 모래를 파 산란 장소를 만든다. 이것도 5℃의 차이에 의해 저체온의 조건을 만들어내는 것임을 알 수 있을 것이다.

온도 차가 5℃보다 적으면 미토콘드리아가 증가하여 분열할 수 없고, 반대로 5℃가 넘으면 대사가 억제되어 역시 분열할 수 없다. 사실 미묘한 균형 속에서 분열이 촉진되어 생명이 탄생하는 것이다.

모든 생명은 각각 환경에 적응하는 방법을 찾아 자손을 남기기 위한 생식을 반복한다. 해당계와 미토콘드리아계가 세포 내에 갖추어져 남녀雌雄의 역할이 분화되었기 때문에 이러한 과정이 필연적으로 생기는 것이다.

왜 어린이는 편식할까?

이번에는 출생 후 아기가 어떻게 성장해 가는지에 대해 몇 가지 살펴보도록 하자.

갓 태어난 아기는 아직 세포분열이 계속되고 있으므로 충분한 영양공급이 필요하다. 엄마의 젖꼭지에서 모유가 나오는 것은 분열해당계 에너지를 만들어내는 데 효과적인 영양공급이 절실히 필요하기 때문이다.

앞장에서도 설명했듯 이유기를 지난 후에도 해당계 우위의 시대가 얼마간 계속되므로 아이에게는 탄수화물이 필요하다. 덧붙여서 말하면, 해당계가 우위가 되면 움직임이 활발해지므로 통상은 교감신경의 작용 과잉이 되어버리는데 어린이 시절은 이 균형을 조절하기 위해 부교감신경이 우위가 된다.

또한 어린이가 피망이나 당근과 같은 독특한 향미가 있는 채소를 잘 먹지 못하는 것은 해독작용을 주관하는 미토콘드리아계가 아직 미숙하므로 이러한 채소에 포함되어 있는 폴리페놀을 잘 처리할 수 없기 때문이다.

편식하는 것을 무리하게 고치려 하지만, 어린이가 그것을 싫어하는 것은 버릇이 없어서가 아니라 본능적인 반응일 뿐이다. 성장하면서 미토콘드리아계가 갖추어지므로 그냥 내버려두면 자연스럽게 독특한 향미가 있는 채소도 먹을 수 있다. 이것을 이해하면 엄마의 스트레스도 줄어든다.

요컨대 미토콘드리아의 작용이 활발해지기까지는 어린이 시절이 계속되는 것이다. 반대로 성인이 되어 독특한 향미가 있는 채소를 즐겨 먹게 되는 것은 미토콘드리아계가 활성화되기 때문이다.

남자다움이나 여자다움이 있는 것처럼 어린이다움도 있다. 그것은 모두 생명의 법칙에 의해 결정된다. 자연의 섭리에 따르는 것은 이 '다움'의 본질을 잘 이해하여 그에 따라 살아가는 것을 의미한다.

그러므로 살면서 문제가 생기면 생명의 법칙에 관심을 기울여보자. 그런 다음 무엇이 어긋나 있는지를 관찰하는 것이다. 남성과 여성의 차이 하나에도 거기에는 확실한 의미가 존재하는 것이다.

수수께끼가 많은 남녀의 세계도 생명의 법칙에 따라 유지되고 있다. 이것의 의미를 이해하는 것이 행복하게 살기 위한 비결이 된다.

여성은 따뜻하고 남성은 차갑다?

남녀관계에 대해서는 동서고금을 막론하고 다양한 형태로 이야기가 다루어져 왔지만 그 근원은 미스터리로 취급되어 왔다. 그러나 생명 진화의 역사를 거슬러 올라가보면 그 만남의 기원은 20억 년 전의 해당계 생명체와 미토콘드리아계 생명체의 '합체'에 있다.

이 합체를 현재는 생식이라는 형태로 반복해가고 있는 것이 수컷(남)과 암컷(여)으로 나누어진 우리 생물의 진정한 모습이다. 난자는 미토콘드리아계가 우위이고, 정자는 해당계가 우위로 작용하고 있는 것도 그 때문이다. 미토콘드리아계 우위인 여성의 생식기관은 따뜻하게 하면 성숙하는 데에 비해, 해당계 우위인 남성의 생식기관은 차게 해야 성장하는 존재이다.

정자와 난자의 만남은 대부분 남녀 조화의 시기인 20~50대에 사랑에 빠지는 것에 의해 이루어진다. 정자와 난자가 결합하면 미토콘드리아계는 축소되고 태아는 해당계 에너지에 의해 분열하여 성장해간다.

6장

혈액이
끈적끈적할 때의
장단점

건강한 사람이라고 해서 혈액이 끊임없이 술술 흘러가는 것은 아니며,

잘 흐르던 것이 끈적끈적해지기도 하고 끈적끈적한 것이

잘 흐르게도 되는 등 외부환경에 따라 끊임없이 교체되고 있다.

따라서 혈액이 원활하게 흐르는 것은 좋은 것이고

끈적끈적한 것은 나쁜 것이라고 단정지을 수 없다.

혈액이 끈적끈적한 원인은 저산소·저체온 때문

이 장에서는 혈액에 대해서 이야기해보자.

우리 몸에는 혈관이 분포되어 있어 심장이 고동치면 혈액이 전신의 모세혈관 구석구석까지 운반된다. 이 모세혈관 끝에는 조직이나 기관, 근육, 신경 등을 구성하는 60조 개의 세포가 있다.

혈액의 역할은 장에서 흡수된 영양소나 폐에서 취한 산소를 몸속의 세포로 보내는 것이다. 지금까지 앞장에서 이야기해온 것처럼 이 영양소와 산소가 세포 내의 에너지 공장해당계와 미토콘드리아계을 움직이게 하는 원료가 된다.

물론 세포에 원료를 전달하는 것뿐만 아니라 세포 내에서

생긴 노폐물이나 이산화탄소를 몸 밖으로 배출시키는 역할
도 한다.

이러한 출입은 혈액의 한 성분인 적혈구가 담당하고 있는
데, 혈액 내에서는 백혈구면역세포도 작용하고 있다. 백혈구는
외부 이물로부터 몸을 지키는 방어부대의 역할을 한다. 그 수
는 적혈구에 비하면 매우 적지만적혈구의 660분의 1, 몸의 기능을
유지하는 데 필수적인 작용을 하고 있다.

예를 들어 채취한 혈액을 현미경으로 관찰해보면 적혈구
와 적혈구 사이에 다양한 세균이나 음식물 조각이 꿈틀거리
고 있는 것을 알 수 있다. 이러한 이물을 처리하는 것이 백혈
구의 작용 중 하나인데 주로 대식세포나 과립구가 포착하여
서서히 먹어간다.

과식을 하면 혈액 중에 음식물 조각이 증가하여 이들 세포
가 영양처리에만 매달리게 되므로 그만큼 세균의 활동은 방
치된다. 그 결과 면역력이 저하되는 것이다.

과식뿐만 아니라 스트레스에 의해 저산소·저체온 상태가
된 경우도 혈액에는 문제가 된다. 혈액이 산성이 되면 적혈
구끼리 서로 엉겨 붙는데 이것이 바로 혈액이 끈적끈적한 상
태이다.

혈액을 끈적끈적한 상태로 방치하면 그 안으로 들어온 콜레스테롤이 산화되어 동맥경화의 위험이 높아진다. 혈전이 생겨 뇌경색이나 심근경색에 걸리기도 쉬워진다.

반대로 스트레스에서 해방되어 저산소·저체온 상태에서 벗어나면 서로 엉겨 붙어 있던 적혈구들이 떨어져 분해된다. 그러면 혈액은 흐르기 쉬운 상태가 되어 산소나 영양소, 노폐물도 안정적으로 운반된다.

물론 다시 적정량의 식사를 하면 면역세포의 작용도 영양처리에만 매달리지 않게 되므로 세포 내의 미토콘드리아의 작용도 활성화된다. 혈액순환이 원활하게 잘 되는 것이 건강의 증거라고 생각되는 것은 이러한 적혈구의 성질과 관련되어 있는 것이다.

혈액이 원활하게 흘러야만 건강한 것인가?

혈액이 원활하게 흐른다, 또는 끈적끈적하다는 말로 표현되는 혈액의 작용에 대해서는 오해되고 있는 면이 많다. 혈액이 원활하게 흐르는 것이 정상건강이며 끈적끈적한 것은 이상병이라고 단정지을 수는 없다.

혈액은 끊임없이 계속 흘러가고 있다고 생각하고 있는 사람이 많지만 반드시 그런 것은 아니다. 예를 들면 차가운 타월을 손가락 끝에 대면 1초도 되지 않아 혈류가 멈춘다. 이것이 혈액의 성질이다.

그럼 혈액이 멈추었을 때 우리 몸에는 어떤 작용이 일어난 것일까?

차갑다는 것은 저체온, 혈액이 멈춘다는 것은 저산소를 의미한다. 즉, 저산소·저체온 상태가 되어 말단의 혈류가 미토콘드리아계로부터 해당계로 교체되는 것이다. 물론 다시 따뜻하게 하면 미토콘드리아계로 교체된다.

혈액은 이처럼 외부환경이 변화함에 따라 그 흐름을 빠르게 하거나 느리게 하고 때로는 멈추게 하기도 한다. 말하자면 혈액을 전신으로 보내는 심장은 대략적인 작용만 하며, 혈류는 상황에 따라 말단에서 미조정되고 있다.

즉, 건강한 사람이라고 해서 혈액이 끊임없이 술술 흘러가는 것은 아니며, 잘 흐르던 것이 끈적끈적해지기도 하고 끈적끈적한 것이 잘 흐르게도 되는 등 외부환경에 따라 끊임없이 교체되고 있다.

따라서 혈액이 원활하게 흐르는 것은 좋은 것이고 끈적끈적한 것은 나쁜 것이라고 단정지을 수 없다. 이것은 이 책의 주제와도 일치한다.

양쪽 모두 필요가 있어서 생기는 것이며 혈액의 끈적끈적함을 해소시키면 건강해질 것이라는 생각은, '암세포라는 악자만 제거하기만 하면 암이 치료될 것이다'라는 발상과 같다.

여러 번 이야기하였지만, 암세포를 제거하기 위해 수술, 항암제, 방사선 치료라는 3대 암 치료 요법이 시행된 결과 암에 걸리는 사람은 줄었는가? 인류는 암을 조금이라도 극복할 수 있게 되었는가? 아니다. 현재 일본인의 사인死因 1위는 암이다. 게다가 상승곡선을 그리며 증가하고 있다.

우리는 더욱 유연한 사고를 가져야 한다. 암이 실패작은 아니라는 것과 마찬가지로 혈액이 끈적끈적한 것도 실패작은 아닌 것이다.

혈액이 끈적끈적해지는 것의 의미

그럼 적혈구끼리 서로 엉겨 붙어 혈액이 끈적끈적한 상태가 되는 이유는 무엇일까?

앞서 차가운 타월로 혈류를 멈추게 한다는 이야기를 했는데, 감정에 의해서도 혈류를 변화시킬 수 있다. 화가 났을 때를 상상해보자. 화가 치밀어 머리에 피가 모인 후 말단의 혈류를 측정하면 역시 멈추어 있는 것을 확인할 수 있다.

즉, 일상생활에서 스트레스가 증가하면 교감신경이 긴장하여 저산소·저체온 상태가 된다. 이렇게 되면 혈액 중의 적혈구 수가 증가하여 서로 엉겨 붙어 끈적끈적한 상태가 되는 것이다.

일반적으로 적혈구는 마이너스 전하電荷, 물체가 띠고 있는 정전기의 양를 띠고 있어 서로서로 밀어내고 있는데, 스트레스를 받으면 그 전하가 감소하여 밀어내는 힘이 저하되므로 서로 엉겨 붙는다. 이것은 인간의 감정에 비추어 보면 '임전태세'와 같다.

생물은 외적에 대항할 때 상대에게 당하지 않기 위해 확실한 임전태세를 만들고 흥분상태를 높여야 한다. 앞에서 이야기한 것과 같이 몸을 저산소·저체온 상태로 만들어 해당계 에너지를 이끌어내고, 아드레날린을 분비하여 혈당이나 혈압을 높여야 한다.

전투이므로 출혈을 피할 수 없다. 상처를 입어 과다출혈하면 백전백패이다. 따라서 적혈구의 수를 증가시켜 혈류를 멈추게 하고 끈적끈적하게 만드는 것이다.

또한 외상에 의한 세균감염에 대비하기 위해 방어부대인 백혈구특히 과립구의 수도 증가시킨다. 이와 같이 혈액이 끈적끈적

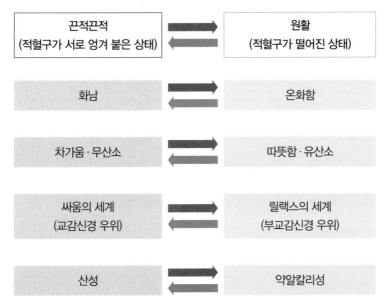

혈액이 끈적끈적한 것도 몸에 필요한 현상이다

끈적끈적 (적혈구가 서로 엉겨 붙은 상태)		원활 (적혈구가 떨어진 상태)
화남		온화함
차가움·무산소		따뜻함·유산소
싸움의 세계 (교감신경 우위)		릴랙스의 세계 (부교감신경 우위)
산성		약알칼리성

우리는 혈액을 끈적끈적하게 하거나 원활하게 흐르도록 함으로써 심신의 상태를 조절하여 외부조건에 적응해간다. 혈액이 원활하게 흐르는 것은 건강한 것처럼 보이지만 잘 흘러가는 것만으로는 싸움의 세계에 적응할 수 없다. 물론 끈적끈적한 상태가 쭉 계속되면 교감신경 우위가 되어 병의 원인이 되기도 한다. 따라서 중요한 것은 균형을 유지하는 것이다.

해지는 것의 출발점은 몸의 지혜를 총동원하여 살아남기 위한 전략을 세운 것이다. 물론 전투라고 해서 치고 받고 싸우는 것만을 의미하는 것은 아니다.

예를 들면 남성의 경우 사회에 나가 일에 열중하는 동안 다양한 문제에 맞설 수 있는 강인함이 필요하다. 항상 혈액이 원활하게 흘러가기만 하면 기분은 평온하여 좋을지 모르지만 일적인 면에서는 출세하지 못할 수도 있다. 인품으로서는 나쁘지 않지만 이렇게 해서는 중요한 출세의 기회를 놓치게 된다.

해당계 에너지가 우위로 작용하는 젊은 시절은 가끔 가속도를 내어 전투의 세계에 몸을 던질 필요도 있다. 요컨대 '할 때는 할' 필요가 있다. 그러려면 혈액은 끈적끈적해질 필요가 있다. 혈액이 끈적끈적한 것은 승리를 부르는 조건이 되는 것이다.

이렇게 생각하면 혈액이 끈적끈적한 것도 생명의 위대한 지혜이다. 여기에서도 중요한 것은 외부 스트레스에 대한 대응이다. 생명은 스스로를 지키기 위해 혈액을 끈적끈적하게 하여 적응하고 있다.

왜 적혈구의 직경은 모세혈관과 같은가?

'혈액이 끈적끈적한 것도 굉장한 지혜이다.'

나는 현미경으로 혈액의 작용을 관찰하고 나서 이 사실에 주목하게 되었다.

중앙이 움푹 팬 납작한 형태를 하고 있는 적혈구는 말단의 모세혈관으로 가면 살짝 비껴가거나 서로 엉겨 붙거나 부딪히면서 졸졸 흘러간다. 문득 생각이 들어 조사해보니 말단의 모세혈관의 직경은 7.5미크론0.0075mm, 적혈구의 직경도 7.5미크론이었다. 따라서 적혈구는 모세혈관에 들어오면 원활하게 흐르기 어려워지는 것이다.

'왜 이렇게 답답하게 흘러가는 것일까?'

이상하게 생각하던 중 나는 앞서 말한 것처럼 '혈액은 흐르는 것만이 목적은 아니다'라는 것을 떠올리게 되었다. 원활하게 흐르는 것만이 목적이라면 적혈구는 말단의 모세혈관보다 훨씬 작아야 하기 때문이다.

그러나 현실에는 너무나도 답답하게 서로 부딪치면서 흐르고 있다. 앞선 혈류 실험에서도 차게 하거나 따뜻하게 하는 것에 의해 적혈구가 초 단위로 엉겨 붙었다 떨어졌다 하는 것을 확인하였다.

혈관 내피세포의 막은 마이너스 전하를 띠고 있으므로 똑같이 마이너스 전하를 띠는 적혈구는 혈관벽에 붙지 않는다. 그러나 스트레스를 받으면 혈관 내피의 전하도 저하되어 결국 서로 엉겨 붙어버린다.

이처럼 혈액이 원활하게 흐르는 것이나 끈적끈적한 것이나 모두 훌륭하게 조절되고 있는 상태이다. 그리고 이 혈류 조절 변화의 도화선이 외부의 스트레스이다.

스트레스가 증가하면 그에 대응하기 위해 몸은 임전태세를 취하게 되어 적혈구가 엉겨 붙어 혈액도 끈적끈적하게 된다. 그리고 임전태세가 해제되면 원래대로 원활하게 흐르는 상태로 돌아간다.

이것은 지극히 정상적인 몸의 작용일 뿐임에도 불구하고, 혈액이 끈적끈적한 것만 보고 '몸에 좋지 않다', '병의 원인이다'라고 이야기하는 것은 매우 편향된 것이다. 이 발견에는 나 스스로도 놀랐다.

지금까지 학자로서 다양한 발견을 계속해왔지만 이 책의 중요한 주제인 '암은 실패작이 아니다'라는 것과 '혈액은 흐르는 것뿐만 아니라 흐름을 멈추기 위한 것이기도 하다'는 것은

60세를 지나 새롭게 발견한 것이다.

후자는 단순한 것으로 생각되지만 이 본질을 알게 되는 것만으로도 병을 보는 시각이 크게 달라진다. 다시 말하지만 병은 결코 나쁜 것이 아니며 모두 필연적으로 일어나는 것이다.

암이 자연퇴축되는 조건

적혈구에 의한 혈류 조절이라는 정묘한 작용을 이해하기 위해 중요한 점을 몇 가지 더 보충해보자.

적혈구는 다른 세포와 마찬가지로 세포막으로 덮여 있고 거기에는 여러 개의 당질糖質, 당분이 들어 있는 물질. 탄수화물과 그 유도체를 통틀어 이르는 말 사슬당질의 결합체이 붙어 있다.

이 당질 사슬의 말단에는 시알산sialic acid이 있는데 이것이 세포끼리 접착시키거나 떨어뜨리거나 하는 상호 커뮤니케이션의 매개체가 되어 작용하고 있다.

사실 적혈구는 이 시알산의 양이 많으므로 모세혈관 내에 엉겨 붙거나 떨어지기 쉬운 성질이 있다.

게다가 세포 내측과 외측은 세포막을 사이에 두고 전위차

電位差, 막전위가 있는데, 적혈구와 모세혈관은 모두 마이너스 전위이므로 잘 맞는다. 서로 엉겨 붙어 혈류가 막힐 일이 없기 때문이다.

이러한 혈류 조절의 우수성은 혈액이 산성인지 알칼리성인지를 조사하여 확인할 수도 있다. 혈액은 일반적으로는 pH7.35~7.45의 약알칼리성을 나타낸다. 그러나 스트레스에 의해 적혈구가 서로 엉겨 붙어 혈액이 끈적끈적해지면 pH7.35를 밑돌게 되어 산성이 된다.

암환자를 조사해보면 예외 없이 pH7.30 이하이다. 그러나 암환자의 몸을 따뜻하게 하면 혈액도 알칼리성이 되어 다시 pH7.35를 넘기 시작하면 자연퇴축이 시작된다. 끈적끈적했던 혈액이 원활하게 흐르게 되면서 암도 치유되기 시작하는 것이다.

역시 중요한 것은 균형이다. 너무 따뜻하면 이번에는 또 알칼리성으로 치우치므로 또 생존에 적합하지 않게 된다. pH7.50~7.60이 되면 이것은 과도한 입욕과 같은 것이다. 암을 치유시키기 위해 가장 좋은 상태이지만 자칫 잘못하면 인간의 한계를 넘어버려 죽음에 이를 수도 있다.

암을 치료하기 위해 암반욕岩盤浴이나 온천 등을 이용하는 것은 매우 좋지만 균형이 중요하다는 것을 잊고 너무 오래 입욕하면 현기증 등의 이상이 생겨 경우에 따라서는 생명을 잃게 되기도 한다.

그런데 놀랍게도 감염증에 걸려 몸에 열이 나는 것에 의해 저산소·저체온이 해소되어 결과적으로 암이 사멸해버린 경우도 있다.

발열하는 것은 림프구의 작용을 활성화시키는 것뿐만 아니라 혈액을 알칼리성으로 되돌려 원활하게 흐르게 하는 작용도 있다. 단, 억지로 발열시켜서는 안 되므로 입욕이나 탕파湯婆, 뜨거운 물을 넣어서 몸을 덥게 하는 기구 등으로 몸을 따뜻하게 하여 암이 자연퇴축하게 하는 것이 좋다.

피가 거꾸로 솟는 이유

우리 몸은 화가 나거나 흥분하면 혈액이 끈적끈적하게 되어 순간적으로 해당계 에너지가 유도된다.

이것은 지금까지 이야기한 것과 같은 싸움의 세계이다. 스트레스에 대한 적응 현상이라고는 하지만 이 상태가 너무 오래 지속되면 몸에 좋을 리가 없다.

싸움을 되풀이하고 그대로 방치하면 암의 온상이 되기도 한다. 그것은 혈액이 끈적끈적한 것이 병으로 이어진다는 의미이다.

혈액이 혼탁하여 끈적끈적한 세계는 TV 드라마에 그려진 혼탁한 인간의 세계와 같은 것이다. 혈액 내의 적혈구가 그 드라마의 등장인물들처럼 끊임없이 서로 부딪히고 있다. 이러한 혼탁한 세계의 인간이 평온한 장소를 찾아가듯이 혈액도 원활하게 흐르도록 하지 않으면 병에 걸리게 된다.

예를 들어 매우 화가 나 흥분한 것을 '피가 거꾸로 솟는다' 라고 표현하기도 하는데, 이것은 뇌에 혈류가 모여 급격하게 활성화된 상태를 의미한다.

흥분해서 교감신경이 긴장해 과호흡이 되면 혈액의 순환량이 증가하여 혈액이 뇌로 흘러들어간다. 뇌는 미토콘드리아가 많은 기관이므로 산소가 공급되면 한 번에 스파크가 일어난다. 이것으로 혈류가 뇌로 몰려 몸은 저산소·저체온으로 해당계의 세계에 치우쳐 있는 것이다.

피가 거꾸로 솟는다는 것은 화를 표현하는 데에는 적합한 말이지만, 항상 욱해서 화를 내어 피가 머리에 모이면 몸에 부담이 가고 자율신경의 균형도 깨진다.

또한 맥박이 증가하여 고혈압, 고혈당도 일어나므로 화내는 것은 적당히 하고 기분전환을 할 필요가 발생한다. 이렇게 기분전환을 하는 것이 '머리를 식힌다'는 것의 의미이다.

화가 나는 일이 있어도 보통은 점차 용서하는 마음이 생겨 뇌의 과잉 혈류도 해소된다. 그것은 매우 자연스러운 몸의 반응이다. 그러나 인생을 살다보면 항상 일이 잘 진행되는 것은 아니며 초조한 상태가 계속되거나 균형이 깨지는 일도 발생하게 된다.

이렇게 초조함이 계속되어 머리를 식힐 수 없는 상태가 되면 기분전환도 할 겸 일단 걸어보기 바란다. 걷는 것에 의해 하반신이 자극되므로 상반신뇌에 혈류가 편향되는 것을 해소할 수 있으며 자연히 냉정을 되찾을 수 있게 되기 때문이다. 이것은 공부나 일 등으로 머리를 혹사시키고 있을 때에도 마찬가지이다.

일본 교토京都에는 '철학의 길'이라는 산책로가 있다. 이처럼 어떤 일로 계속 고민하고 있는 사람은 걷는 것으로 균형을 되돌려 피로한 뇌를 새롭게 한다. 그러면 문득 좋은 아이디어가 떠오를 것이다.

욱했을 때와 침체되었을 때의 요령

'피가 거꾸로 솟는' 상태에 대해서 조금 더 이야기를 해보도록 하자.

화가 나서 머리에 피가 모이면 한순간 눈앞이 새하얘지는데, 이것은 망막세포가 산소분압이 높아진 것을 감지하기 때문이다.

미토콘드리아가 과잉 작용하여 눈뿐만 아니라 뇌도 산소분압이 높아지므로 판단력이 흐려져 이른바 '이성을 잃은' 상태가 된다. 사소한 일에 바로 화를 내는 사람은 이런 상태가 일상화되어 자신을 잃어버리기 쉽다.

이러한 경향이 있는 사람은 항상 기분전환을 하려 노력하고 심신의 균형을 조절할 필요가 있다. 한번 욱했다 하더라도 빨리 냉정을 되찾는 것에 힘쓴다. 앞서 말한 것처럼 천천히 산책을 하거나 심호흡을 하여 '머리를 식히기' 바란다.

이것은 화가 날 때뿐만 아니라 불안할 때도 마찬가지이다. 화를 내거나 불안해하면 머리에만 산소가 모이므로 몸은 산소가 결핍된 상태가 된다. 맥박이 빨라지고 과호흡이 되며 상반신에만 산소가 집중되어 버린다.

이 경우, 과호흡이 된 자신에게 주의하여 크게 심호흡을 하고 천천히 호흡을 반복해본다. 단순한 것이라 생각되겠지만 이것만으로도 냉정함을 되찾을 수 있다.

또한 이와는 반대로 마음에 안 드는 일이 있어 기분이 침체되었을 때는 이번에는 눈앞이 깜깜해진다. 이것은 맥박이 감소되어 혈압이 떨어지고 혈액순환이 저하되어 몸 전체의 힘이 빠진 상태이므로 망막에 충분히 산소를 공급할 수 없게 되므로 시야가 어두워지게 되는 것이다.

이럴 때는 걷거나 심호흡을 하기보다는 잠시 누워 있으면 머리로 혈류가 돌아오고 망막에도 산소가 고루 퍼진다. 그리고 서서히 눈앞이 밝아지게 된다. 기분전환을 위해 외출하는 것은 그 후에 해도 좋다.

피가 머리로 모이는 것이나 모이지 않는 것이나 모두 필요에 의해서 생기는 것이다. 이러한 현상에도 이 책에서 말해온 저산소·저체온, 또는 고혈당·고혈압 등 신체 대부분의 반응이 연동하고 있다. 자율신경의 작용이나 적혈구, 백혈구의 수도 상황에 따라 증감한다.

우리 몸은 끊임없는 균형을 이루도록 작용한다. 그 점을 이해하고 대처하는 것이 삶의 지혜라고 할 수 있다.

심신의 균형은 모든 인간의 과제

현대사회에서 전투를 가장 장렬하게 체험하고 있는 것은 스포츠 선수일 것이다.

스포츠 선수는 싸우는 것을 직업으로 하는 존재이다. 전투에서 승리하기 위해서는 교감신경을 잘 갈고닦아 저산소·저체온의 세계를 효과적으로 만들어낼 필요가 있다.

즉, 스포츠 선수는 일반인보다 혈액이 끈적끈적해지기 쉽다고 할 수 있는데, 이러한 상태에만 치우치게 되면 냉정을 잃어 연습으로 길러온 실력을 충분히 발휘할 수 없게 된다.

그들이 정신력 강화훈련을 중시하는 것은 싸움의 세계에 대응할 수 있도록 심신의 균형을 극한 상태까지 맞출 필요가 있기 때문이다. 이 균형을 얻을 수 있을 때 연습의 성과가 발휘되어 최고도의 '퍼포먼스'를 실현할 수 있는, 즉 전투에서 승리할 수 있게 되는 것이다.

예를 들면 2010년 밴쿠버 동계올림픽에 출전하여 8위에 입상한 피겨스케이터 스즈키 아키코鈴木明子는 주니어 시절부터 활약하였지만 실력을 쌓아가는 과정에서 심신의 균형이 깨져 거식증으로 체중이 30kg대로 급감해버렸다.

또한 너무 긴장하여 호흡이 얕아지고 심박수가 상승해 평상심을 유지할 수 없게 되었다. 과도한 스트레스에 의해 교감신경이 긴장되었기 때문일 것이다.

그녀가 회복될 수 있었던 것은 요가를 배운 것을 계기로 여유 있고 깊은 호흡을 할 수 있게 되었기 때문이다. 이것으로 부교감신경 우위의 상태로 되돌려 혈액이 끈적끈적한 싸움의 세계와 혈액이 원활하게 흐르는 평온의 세계를 전환할 수 있게 되어 멋지게 올림픽 출전권을 따기까지 비약적으로 발전할 수 있었던 것이다.

그녀뿐만 아니라 일류 스포츠 선수는 모두 이러한 극한의 균형의 세계를 경험하고 있다.

우리가 스포츠를 보며 감동받는 것은 단지 싸움에서 승리해서만은 아니며 고생 끝에 뛰어난 균형감각을 몸에 익혀 보통 사람은 절대 할 수 없는 경이적인 퍼포먼스를 보여주었기 때문이다. 물론 정도의 차이는 있지만, 이러한 균형감각은 모든 인간의 과제이다.

스포츠 선수의 멋지고 감동적인 경기 장면을 보면서 이 장에서 설명한 것과 같은 싸움의 세계의 본질을 반드시 느껴보기 바란다. 거기에는 승부의 결과를 떠나 이 세상을 더욱 잘 살아가기 위한 지혜가 숨겨져 있다.

머리에 피가 돌지 않으면 지각이 둔해진다

앞에서 화가 나 피가 거꾸로 솟는 것 같은 상태가 되면 하반신을 자극할 필요가 있다고 이야기하였다. 하지만 하반신만 단련한다고 좋은 것은 아니다.

무엇이든 균형이 중요하다는 점에 근거하면 이것도 경우에 따라 다르다. 왜냐하면 하반신만을 중시하여 머리에 피가 전해지지 않게 되면 뇌 작용이 저하되기 때문이다. 치매에 걸린 노인이 여기저기 배회하는 것은 그 때문이다.

최근 치매가 증가하고 있는 것은 정년퇴직하여 머리를 거의 사용할 일이 없어진 것과 관련되어 있다. 머리를 계속 사용하지 않게 되면 스트레스도 줄고 기분은 온화해지지만 너무 지나치게 되면 피가 머리에 돌지 않게 되므로 지각이 둔해진다.

이 말은 지각이 둔해지는 것을 예방하기 위해서는 적당히 상반신을 사용하는 것이 중요하다는 것이다. 바로 실시할 수 있는 대처법은 손끝의 운동이다.

나이를 먹으면 건강을 위해 산책만 하려고 할 것이 아니라 피아노나 붓글씨를 배우거나 뜨개질이나 요리를 하는 등 바지런히 손끝을 움직이는 것에 힘써야 한다. 그렇게 하면 뇌가 적당히 자극되어 건망증도 감소한다.

반대로 나이를 먹어도 혈기가 넘쳐 혈압이나 혈당치가 높은 사람은 욱하기 쉬운 사람과 마찬가지로, 자주 걸어 머리에 피가 모이는 것을 막아야 한다.

또한 수면시간을 충분히 챙기고, 일찍 자고 일찍 일어나는 습관을 들여서 교감신경의 긴장을 푸는 것도 중요하다.

나도 쉽게 욱하는 성격이므로 흥분하여 목소리가 커지고 혈압이 상승하기 쉬운 경향이 있다. 따라서 한때 산책을 습관화하였지만 천천히 걷기만 하는 것이 너무 단조로워 금방 질려버려 지금은 아침식사 전에 쓰레기를 버리거나 집 주위를 청소하는 것으로 몸을 움직이려고 하고 있다.

또한 밤 9시가 되면 잠자리에 들어 잠을 충분히 자 부교감신경을 우위로 하는 데에도 주의한다. 현대인은 대부분 운동부족인 경향이 있으므로 자신의 성격이나 생활환경 등을 고려하여 하반신과 상반신을 균형 있게 단련하는 것이 중요하다.

몸을 단련한다고 해도 피트니스 클럽에 다니며 녹초가 될 때까지 몸을 혹사시킬 필요는 없다. 너무 열심히 하려고 해서 스트레스를 받는 것보다 적절히 쉬면서 계속해가는 것이 젊음을 유지하며 건강을 얻는 비결이라고 할 수 있다.

따라서 자기 자신이 즐길 수 있는 것을 찾아 꼭 실천해보기 바란다.

외부의 스트레스에 대응하는 몸의 지혜

우리는 혈액이 끈적끈적하거나 원활하게 흐르는, 이 둘 사이를 오가면서 감정을 조절하여 고난을 극복하며 살아가는 방법을 찾고 있다. 이렇게 생활방식의 조절이 필요하게 된 것은 인간이 항온동물인 것과 관련되어 있다.

항온동물은 스스로 체온을 바꿀 수 있으므로 몸을 움직이거나 아니면 반대로 겨울잠을 자 체온이 지나치게 올라가는 것을 조절할 필요가 있다.

특히 인간의 경우 해당계와 미토콘드리아계가 조화되어야 하므로 생활 속에서 순발력과 지구력을 잘 구분하여 사용해야 한다. 또 어느 쪽으로도 편향되지 않도록 끊임없이 균형을 유지하면서 살아나가야 한다. 혈액이 끈적끈적해지거나 원활하게 흘러가는 것은 이 균형 속에 담겨 있는 중요한 본질 중 하나이다.

변온동물은 외부기온에 따라 체온이 변화하므로 생활 장소를 바꾸는 것 외에는 외부환경에 대응하는 것이 불가능하다. 온난화 등으로 지구환경이 변화하면 활동범위가 좁아져 급기야 죽음에 이르기도 한다.

이에 비해 항온동물인 우리 인간은 스스로의 의지로 현실을 바꾸어갈 힘이 있으므로 변온동물보다 주체적으로 외부환경과 관련지으며 살 수 있는 장점이 있다.

생활방식의 균형이 깨짐으로써 병에 걸리는 것이므로 그런 생활로부터 벗어나기만 하면 병 치료에 집착하지 않아도 된다. 반대로 건강하게 되는 것만을 추구하고 병 자체를 거부하는 것은 생활방식의 본질에서 벗어난 것이다.

여기에서 이야기한 것처럼 병에 걸리는 것은 자기 자신의 조화가 무너진 것으로부터 깨달을 수 있게 된 매우 귀중한 체험이다. 혈액이 끈적끈적한 것을 악자 취급할 것이 아니라 그렇게 하여 외부의 스트레스에 대응하고 있는 인체의 지혜에 주목하기 바란다.

우리는 건강하게 사는 것뿐만 아니라, 병에 걸리게 하거나 몸 상태를 망가뜨릴 수도 있는 매우 조화로운 세계에 살고 있다.

따라서 '혈액이 끈적끈적해진 것도 훌륭한 것'임을 이해하고 자신의 능력을 충분히 발휘해가자. 그리고 나서 피곤해지면 휴식을 취하여 혈액이 원활하게 흐르는 세계로 돌아가는 것이 좋다.

때로는 '혈액이 끈적끈적한 것'도 필요

스트레스로 저산소·저체온 상태가 되면 적혈구가 엉겨 붙어 혈액은 끈적끈적한 상태가 된다.

이것은 건강하지 않다는 증거인 것처럼 보이지만 여기에서도 발상의 전환이 필요하다. 혈액이 끈적끈적한 것은 '싸움의 세계'에 대한 몸의 대응이기 때문이다. 이것도 하나의 적응 현상이다.

이 책에서 계속 말해온 것처럼 모세혈관의 직경은 적혈구의 직경과 같이 7.5미크론밖에 되지 않는다는 것이 그 증거이다. 욱해서 흥분하는 것만으로도 혈관의 말단은 쉽게 무산소 상태가 되어 적혈구끼리 엉겨 붙어 끈적끈적해진다. 그러면 해당계의 순발력이 발휘되어 전력을 다해 위기에 대응할 수 있게 된다.

물론 집중해서 열심히 일한 후에는 충분히 휴식을 취할 필요가 있다. 중요한 것은 혈액이 원활하게 흘러가는 것과 끈적끈적한 것을 잘 교체하는 것이다.

7장

병이 낫지 않는 이유

병원에 가면 큰 병이 아니더라도 반드시 약을 처방받는다.

약을 먹으면 일시적으로 증상이 개선되지만,

병이나 몸 상태 불량의 원인은 바꿀 수 없다.

그 원인인 스트레스나 고민, 장시간 노동, 수면부족 등은 그대로이므로

저산소·저체온 상태는 쭉 계속되어 병이 낫지 않는 것이다.

의사가 증가하면 환자도 증가

　현대의료는 3대 암 치료 요법수술, 항암제, 방사선 치료으로 상징되는 것처럼 수술과 투약, 화학요법을 중심으로 성립되어 있다. 이러한 방법을 이용하지 않는 것을 방침으로 하고 있는 의사도 있지만 아직 소수파이다.

　치료를 받는 환자도 '약이나 수술은 당연한 것이다'라고 생각하는 경우가 적지 않다. 물론 이러한 방법으로 병이 치유되고 건강해진다면 문제가 되지 않는다.

　그러나 현실은 어떤가? 지금까지의 저서에서도 반복해서 말해왔듯이 오히려 증상이 악화되는 경우도 적지 않다.

　실제로 30여 년 전에 암으로 사망한 사람은 연간 약 13만 명이었고, 의사의 수도 약 13만 명이었다. 그러나 의사의 수가 30만 명에 가까워진 현재, 1년에 30만 명 이상의 사람이 암으로 사망하고 있다.

나는 이러한 현대의료의 좋고 나쁨을 논하려고 하는 것이 아니라, 그보다 더 근본에 있는 생명관을 문제 삼는 것이다. 현대의료가 아무리 발달해도 병의 수는 오히려 증가하고 있다. 이것은 병으로 인한 고통과 괴로움 때문에 이것을 악으로 간주하여 어떻게든 악을 배제하려고 하기 때문이다.

발상을 전환하여 병이 적응 현상이라는 것을 이해하면 그 대처법도 크게 달라질 수밖에 없다. 그와 동시에 현대의학이 얼마나 이상한 것을 계속하고 있는지, 얼마나 본질에서 벗어나 있는지를 확실히 알 수 있게 된다.

그중에서도 문제가 되는 것은 지나치게 약에 의존하고 있는 의료이다. 병원에 가면 큰 병이 아니더라도 반드시 약을 처방 받는다. 약국에서도 손쉽게 약을 구할 수 있으므로 '병에 걸리면 약을 먹는 것은 당연하다'라는 생각이 팽배하게 되었다.

약을 먹으면 일시적으로 증상이 개선되지만, 병이나 몸 상태 불량의 원인은 바꿀 수 없다. 그 원인인 스트레스나 고민, 장시간 노동, 수면부족 등은 그대로이므로 저산소·저체온 상태는 쭉 계속되어 병이 낫지 않는 것이다.

이렇게 해서는 진정한 의미로 병을 치유하는 것은 불가능하다. 그뿐만 아니라 건강해지지 않은 채로 증상이 만성화하면 약을 손에서 놓지 못하는 지경에 이르게 된다.

이렇게 해서 또 병원에 가면 다양한 검사를 받고 새로운 약이 처방되기도 하며, 그런 와중에 암에 걸리면 수술이나 화학요법의 세계로 들어간다. 이처럼 현대의료 자체에 문제가 있다고 한다면, 그 외의 다른 방법은 어디까지 유효성이 있는 것일까?

약을 사용하지 않는 의료는 대체의료에 많은데, 거기에서는 주로 식사나 운동이 중시되고 있다. 그러나 식사요법 하나에도 주장하는 방식이 다양해 어떠한 방법을 선택하는 것이 좋을지 모르겠다는 사람도 많다.

그렇다면 지나치게 약에 의존하는 현대의료는 왜 시작된 것일까? 식사요법이 유효하다면 어딘가에서 헤집고 들어갈 여지는 없었던 것인가? 이 점에 대해서도 검증할 필요가 있다.

여기서 주목되는 것이 1장에서 소개된 독일의 생화학자 오토 바르부르크Otto Heinrich Warburg이다. 20세기 초에 활약한 그의 연구 중에는 이러한 의문에 대한 다양한 힌트가 숨겨져 있다.

그 연구를 다시 살펴보면서 지나치게 약에 의존하는 의료로부터 벗어나지 못하고 있는 현대의료의 과제를 하나하나 떠올려보자.

대증요법에 의존하는 의료현장

오토 바르부르크는 이 책에서 설명한 것처럼 세포 내의 에너지 생성 구조를 해명한 선구자이다.

오토 바르부르크가 발견에 관여한 것은 주로 해당계의 구조인데, 그 연구 과정에서 '암세포는 산소가 존재하는 경우에도 해당계발효에 의해 에너지를 얻고 있다'는 매우 흥미로운 발견을 하였다. 산소가 공급되고 있는 상태에서도 미토콘드리아를 이용하지 않고 해당계의 에너지로 분열을 반복하는 것이 암의 특징이라는 것이다. 이것은 위대한 발견이다.

세포분열 속도를 억제하는 방향으로 작용하는 미토콘드리아계가 극단적으로 적어, 해당계 중심으로 에너지를 마련하고 있는 것이 암의 모습이라고 할 수도 있는 것이다.

바르부르크는 이 특징을 해명하는 것이 암 치료의 열쇠가 된다고 생각하여 그 후에도 연구를 계속하였지만, 당시는 유전자의 작용이 해명되고 있던 시대로, 발암물질에 의한 유전자의 변이가 암의 원인이라는 사고방식이 점차 정설이 되어 갔다.

그러한 의미에서는 현대의료의 정식 무대에서는 자취를 감춘, 오래된 설의 하나가 되었지만 그렇다고 해서 바르부르크의 발상이 잘못되었다는 것은 아니다. 1장에서도 다루었지만 암이 유전자의 변이로 일어나는 것이라 해도 그것이 실제 암 치료에 결부되는 것은 아니기 때문이다.

예를 들어 자동차의 배기가스 때문에 폐암에 걸렸다고 해도 공기가 깨끗한 시골로 이사를 가면 암이 자연퇴축하는 것은 아니다. 발암물질을 아무리 피한다고 해도 그것이 암의 치유에 도움이 되는 것은 아니다.

그 때문에 '암의 원인'인 것처럼 보이는 것이 밝혀졌음에도 불구하고 의료현장에서는 눈앞의 암을 치료하기 위해 대증요법對症療法에 의존할 수밖에 없게 되어왔다. 이렇게 수술, 항암제, 방사선이라는 3대 암 치료 요법이 정착한 것이다.

이것은 다른 병에서도 마찬가지이다. 유전자에 대해서도 세포에서 미토콘드리아의 작용을 알게 되니 재미가 붙어 점점 세부적으로까지 연구를 계속해가지만 그럴수록 생명 전체는 볼 수 없게 된다. 나무만 보고 숲은 보지 못하는 것이다.

연구가 진행되는 것은 좋은 것이지만 연구만 한다고 해서 병을 치료할 수 있는 것은 아니므로 임상의사는 대증요법에 의존하게 된다. 그 결과 의료 전체가 지나치게 약에 의존한 상태로 바뀌게 된 것이다.

따라서 환자의 힘을 돋우거나 치유력을 높여주는 한방도 경시되었다. 이러한 결과로, 혈액검사 데이터만으로 진단하여 약만 처방하고 청진기조차 사용하지 않는 의료가 당연시된 것이다.

물론 암을 치료할 수 있는 것은 아니라는 것은 말할 것도 없다. 그리하여 의료가 발달할수록 병이 치유되지 않게 되어버린 것이다.

발암물질이 암의 원인일까?

이 책을 여기까지 읽은 독자라면 이러한 현대의료의 모순이 무엇에서 기인하는지 이미 알게 되었을 것이다.

암은 발암물질과 같은 외부요인보다는 일상의 스트레스로 저산소·저체온 상태가 되어 해당계가 자극되어 일어난다. 바꾸어 말하면 스트레스로 인한 저산소·저체온 또는 고혈당 상태가 암의 발생 조건과 일치하는 것이다.

이렇듯 해당계에 편향된 생활을 계속해나가는 한 암세포의 증식은 계속 반복될 것이며, 체내에서 생산되는 항산화물질이나 면역세포로는 대처할 수 없다.

내부 환경에 이상이 생겨 세포가 암화하는 것이므로 이것은 적응 현상의 하나이다. 이것을 알면 당연히 대처법도 알 수 있게 된다. 암이 생존하기 어려운 조건으로 내부 환경을 바꾸어가면 몸이 거기에 적응해간다. 암을 공격하지 않아도 증식을 멈추고 퇴축해가는 것이 자연스러운 흐름이다.

현대의료에서는 이렇게 간단한 것을 파악하지 못하고, 암이 유전자 이상으로 생긴 세포의 실패작이라고 간주하고 있다. 그러니 수술이나 항암제, 방사선으로 공격해야 한다고 생각하게 되는 것이다.

'바르부르크 효과'의 중요성에 관심을 가진 의사나 연구자도 적지 않지만 '병은 스트레스에 대한 적응 현상이다'라는 이해에는 도달하지 못하였으므로 이것을 치료에 결부시키지 못했다. 그 때문에 발암물질이라는 외부요인이 암의 원흉이라는 생각이 정착되어버렸다.

사실 당사자인 바르부르크도 해당계에서 분열하는 암의 특징에 초점을 맞추고 있으면서도 발암물질을 매우 두려워하고 있었다. 시중에서 파는 빵에는 표백제가 들어 있다고 해서 절대 사먹지 않았고, 채소도 화학비료를 쓰지 않은 것만 먹었으며, 배기가스를 싫어하므로 학회에 나오거나 강연을 하는 것도 피하는 등 현대인도 놀랄 정도로 자연주의를 실천하였다.

실제로 바르부르크는 86세까지 장수했으므로 자신의 실천이 옳았다고 생각할지도 모른다. 그러나 앞서 말한 것처럼 발암물질을 먹지 않았기 때문에 암이 발생하지 않은 것은 아니다. 바르부르크 효과와 직접적인 관련이 있는 것은 결코 아니다.

발암물질에 의해 암에 걸리는 빈도는 매우 낮다. 또한 식습관을 개선한다고 해도 스트레스에 대응할 수 없으면 충분히 암에 걸릴 가능성이 있다.

이에 비해 암을 만들어내는 첫 번째 원인이 스트레스에 의한 저산소·저체온이라는 것만 알면 그것은 의료로도 이어진다. 환자의 생활환경을 파악하여 몸을 차게 하거나 산소가 고루 미치지 않게 하는 생활방식에서 벗어나도록 지도하면 해당계와 미토콘드리아계의 균형을 바로잡는 방향으로 유도해 낼 수 있기 때문이다.

그러면 쓸데없이 현대의료의 3대 암 치료 요법에 의존하지 않게 된다. 이렇게 하면 항암제나 방사선 치료의 폐해로부터 벗어날 수 있게 되고 환자의 생존율도 서서히 향상된다. 현대의료 전체를 부정하는 것은 아니지만 그 역할은 크게 변화하게 될 것이다.

따라서 바르부르크 효과의 진정한 의미를 이해해야 비로소 암은 '흔한 질병'의 하나가 될 것이다.

암은 '배신자 세포'인가?

오토 바르부르크가 활약한 시대 이후의 의학의 흐름에 대해서도 간단히 살펴보도록 하자.

그의 발견이 실제 암 의료로 이어지지 않은 채 현대의학은 새롭게 2가지 큰 발견을 하게 되었다.

그중 하나는 1967년 미국의 생물학자인 린 마굴리스Lynn

Margulis가 제창한 '미토콘드리아 공생설'이다. 바르부르크가 활약한 시대로부터 약 20년 후 '세포 내의 에너지 공장인 미토콘드리아가 외부조직 공생적 관계를 이루다 정착했다'라는 설이 처음 공표된 것이다.

자세히 말하면, 이 책에서도 설명하였듯이 미토콘드리아가 호기성 세균이었다는 발견에 의해 미토콘드리아유산소운동, 해당계무산소운동라는 두 에너지계의 차이가 명확해진 것이다. 이러한 마굴리스의 발견은 몇 년이 지난 후에 내가 암의 원인을 해명하는 데 큰 토대가 되었다.

바꾸어 말하면 '미토콘드리아 공생설'이라는 개념이 없었던 바르부르크의 시대에서는 암이 해당계 에너지에서만 분열을 반복한다는 현상 그 자체는 파악되었어도 그 배후에 있는 생명의 구조, 암화의 과정까지는 해명할 수 없었던 것이다.

과학의 세계는 선인들의 발견이 중첩되어가는 과정에서 새로운 아이디어가 만들어지고 지금까지 보지 못한 세계가 열려온 것이다. 혼자서 이룰 수 있는 것이 아님을 새삼 느끼게 되었다.

또 하나는 미국의 생물학자인 로버트 와인버그Robert Weinberg에 의한 암유전자와 암억제유전자의 발견이다.

바르부르크는, 세포의 핵 내에는 스스로를 파괴하는 인자를 가진 유전자가 있다고 보고 이 유전자원암유전자가 발암물질 등에 의해 암유전자로 변화한다고 생각하였다. 물론 이 암유전자의 활동을 억제하는 유전자암억제유전자도 존재하고 있으므로 바로 암이 발생하는 것은 아니다.

암유전자의 증식이 활발하거나 암억제유전자의 활동이 약해지거나, 액셀러레이터와 브레이크 중 한쪽에 트러블이 생겼을 때 암의 증식이 진행되는 것이다.

이러한 바르부르크의 연구는 오늘날의 암 의료의 기초를 이루는 것으로 매우 중요한 측면이 있지만, 암을 세포의 이상으로 파악한다는 점에서 본질에는 접근하지 못했다는 것을 알 수 있다.

이 책에서 설명한 것처럼 암은 몸의 이상이 아니라 저산소·저체온의 조건에서 만들어지는 것이다. 또 암화는 위기를 극복하기 위한 적응 현상이라는 것을 파악해야 비로소 그 정체를 볼 수 있게 되는 것이다.

바르부르크는 암을 '배신자 세포'라고 부르고 있으므로 저산소·저체온 세계의 본질에 접근할 수 없다. 적응 현상을 배신이라고 부르는 이상 당연히 암을 치료하는 것도 불가능할 것이다.

안타깝게도 이러한 그의 연구를 토대로 하고 있는 이상, 현대의료가 암을 치료하지 못한다는 것도 어쩔 수 없다. 그것이 현대의학의 현실이다.

고령자의 암 치료가 암을 부른다

암은 몸의 실패라고 생각하는 것과는 별개로 최근에는 '암은 노화의 병'이라는 시각도 주목받고 있다.

일본에서는 방사선과의 전문의인 나카가와 게이치中川惠一가 제창하고 있는 설인데, 해당계와 미토콘드리아계의 작용에 근거하면 이것도 반드시 옳은 것은 아니다. 연령이 증가하면 해당계가 자연히 축소되므로 암도 잘 진행되지 않는 것이 보통이기 때문이다.

노쇠해서 사망한 사람을 해부해보면 작은 암이 여러 개 발견되지만, 생존을 위협할 정도는 아니므로 직접적인 사인에는 이르지 않는다. 고령자의 암은 오히려 치료하지 않는 것이 좋은 경우가 많다.

옛날 의사들은 이러한 것을 경험을 통해 알게 되었으므로 '노인에게는 몸에 무리가 되는 치료는 하지 않는다'는 것을 암묵적으로 알고 있었다. 하지만 현대에는 그러한 발상이 없다. 암이 해당계의 에너지로 증식한다는 특징도 잊어버리고 80세가 지난 노인에게도 아무렇지 않게 수술을 권하는 경우도 많아지고 있다.

4장에서 설명한 것처럼 암은 20~50대의 조화의 시대에 지나치게 해당계에 의존한 생활방식을 계속해온 사람이 걸리는 병이다. 이 점을 이해하지 않고 단지 암이라는 악자를 공격하려 하는 항암제만 계속 투여하고 있으면 오히려 그것이 죽음의 시기를 앞당기는 것이다.

현대의료는 괜히 쓸데없는 일을 하여 암을 악화시키고 좀처럼 치료되지 않는 복잡한 것으로 만들어버리고 있다.

고령자의 암이 증가하는 것을 '일본의 암 사망률이 높은 것은 일본이 세계 1위의 장수국이기 때문'이라고 보는 견해도 있지만 여기에는 무리가 있다. 암 사망률이 높은 것은 현재의 의료가 암의 원인을 정확하게 파악하지 못한 것이 근본적인 문제이므로 지금까지 설명해온 모순에 주목하면 암에 걸리는 사람도, 죽는 사람도 극적으로 감소할 것이다.

이 모순을 방치한 채 오로지 암을 공격하려고만 하면 아무리 의료가 고도로 발달해도 암은 치료되지 않을 것이다. 암에 걸리는 것은 이상한 것이 아니며 정체를 알게 되면 아주 간단한 병임을 알 수 있다.

암세포가 생성되는 과정은 다양하지만, 어쨌든 두려운 병은 아니라는 것을 알게 되었으니 암에 걸려도 그렇게 걱정하지 않아도 된다. 암과 공생하는 방법도 자연히 알 수 있게 될 것이다.

나는 일반적인 전화 상담은 최대한 해주려고 하지만 암환자라고 해서 의사를 소개한 적은 거의 없다. 왜냐하면 암에 걸리지 않은 생활방식을 이해하고 '스스로 치료한다'는 것을 기본으로 하기를 바라기 때문이다.

물론 이미 의사를 찾아간 사람이라도 그 상황 속에서의 대처법은 있다. 이 책을 읽고 나서 과로나 고민 등에 맞서 생활방식을 바꾸어가는 것이 매우 중요하다. 9장에 '암에 걸리지 않는 8가지 규칙'을 소개하고 있으니 이를 참고해 자기 나름대로 실천하기를 바란다.

식사요법이 암에 효과적인 이유

다시 바르부르크의 연구로 이야기를 되돌려보자.

그가 발암물질을 두려워하여 엄격하게 자연식을 실천한 것을 이야기하였는데, 이러한 식습관을 계승한 인물이 있다. 암 식사요법의 창시자로 알려진 독일의 의사 막스 거슨Max Gerson, 1881~1959년이다.

그가 창시한 식사요법거슨요법은 육류 등의 동물성 단백질이나 나트륨염분의 섭취를 피하고 생야채나 과일주스를 만들어 매일 충분히 섭취하는 것이 기본이며, 현재 실시되고 있는 다양한 식사요법의 원조라 할 수 있다.

바르부르크의 신봉자이기도 했던 거슨이 이러한 식사요법을 고안한 것은 '암의 원인은 염장육鹽藏肉, salted meat을 많이 먹는 서양인의 식습관에 있는 것 같다'는 점에 착안하였기 때문이다.

충분히 과잉 섭취한 육류는 장내에서 부패하여 산소부족을 초래하므로 발암의 원인이 된다. 또한 나트륨을 제한한다는 것은 세포 내외의 나트륨과 칼륨의 균형을 정상으로 유지하기 위해 필요한 것이다.

우리 몸을 구성하는 세포는 외부에 나트륨, 내부에 칼륨이 많은 상태에서 미네랄의 균형이 맞춰져 있는데, 염분 섭취가 많아지면 이 균형이 깨져 세포의 대사가 원활하지 않게 된다.

이 나트륨과 칼륨의 균형은 미토콘드리아에서 만들어지는 활동 에너지에 의해 조절되고 있으므로 나트륨 과다 상태는 미토콘드리아계의 작용에도 부담이 된다.

현대인은 칼륨원인 채소나 과일의 섭취가 적고 염분은 과잉인 경향이 있으므로 이것은 확실히 암이 분열하는 조건이 될 것이다.

반대로 말하면, 육류와 소금을 제한하고 채소와 과일의 섭취를 늘리는 식사요법은 해당계의 작용을 약하게 하고 미토콘드리아계의 작용을 활성화하는 데 효과적이라는 것이 된다. 암세포의 특징을 잘 파악하고 있는 것이므로 암의 치유에 큰 성과가 나타나고 있다.

따라서 현대에도 거슨요법이나 그 흐름을 이어받은 식사요법의 실천자는 적지 않지만, 거슨이 활약한 시대는 항암제가 서서히 개발되어 현재의 3대 암 치료 요법수술, 항암제, 방사선 치료의 토대가 구축된 시기와 겹치고 있다.

새로운 치료법이 발견되었다는 기대감에 부푼 시대였기 때문에 식사를 개선하면 암이 치유된다는 거슨의 방법에는 저항감을 느끼는 사람이 많았던 것 같다. 대부분의 의사는 그의 견해를 싫어하고 묵살하였다.

거슨요법에는 암을 치유하기 위한 엄청난 힌트가 몇 가지 숨겨져 있는데, 현대의료는 그것을 추구하지 않고 '항암제로 암을 공격한다'라는 대증요법을 선택하였다. 그 결과 생명의 본질로부터 멀어지게 된 것이다.

미국 정부가 현미채식을 권장하고 있는 근거

거슨이 발견한 것에서 특히 중요한 것은 발암의 원인을 식사라는 일상의 습관 속에서 찾고 있다는 점이다.

현대의료가 묵살했기 때문에 오랜 기간 동안 빛을 보지 못했지만, 그 후에도 이 흐름을 이어받은 다양한 식사요법이 고안되어 일부의 의사 사이에서는 실제 암 치료에도 이용되기도 하였다. 그 중에서 주목된 것이 전통적인 일식日食이다.

1978년 미국 상원의원 조지 맥거번George McGovern을 중심으로 완성된 식사와 건강에 관한 보고서맥거번 리포트에서 '육류 등의 동물성 식품을 중심으로 한 식생활이 암의 원인이 된다'라는 거슨요법과 같은 견해가 제시되었으며, 이것을 계기로 미국 정부의 식생활 지침이 대폭 개선되었다.

이 보고서에는 '건강을 유지하기 위해서는 정제되지 않은 곡류나 채소, 생선 등으로 구성된 전통적인 일식이 가장 이상적이다'라고 기술되어 있으며, 일본에서 만들어진 매크로바이오틱macrobiotics과 같은 현미채식이 서양에 건강식으로 소개되어 일식 붐이 일어나는 계기가 되었다.

일본에서도 이러한 매크로바이오틱의 흐름과 병행하여 단식요법으로 알려진 고다 미쓰오甲田光雄와 같이 소식·단식으로 암이나 만성 질환을 치유하는 방법이 고안되어 서서히 주목받게 되었다. 자연의학을 창시한 모리시타 게이이치森下敬一의 암 식사요법도 이 흐름에 이어지는 것이다.

또한 거슨요법도 호시노 요시히코星野仁彦나 와타요 다카호濟陽高 등 일본인 의사에 계승되어 다양하게 개량되면서 현재도 암 의료 현장에서 실천되고 있다.

이들 식사법에 공통되어 있는 것은 육류의 섭취를 줄이고 채소를 많이 먹는 것이 암의 치유로 이어진다는 것이다. 거슨요법과 마찬가지로 이러한 식사법이 해당계의 작용을 쉽게 하여 암의 분열을 억제한다는 것이다.

물론 해당계의 작용 자체가 나쁜 것은 아니다. 지금까지 이야기해온 것처럼 우리 인간은 해당계와 미토콘드리아계의 균형 속에서 매일매일 건강을 유지하고 있다. 확실히 암은 에너지 생성 공정이 해당계에 의존하여 일어나는 병이지만, 그렇다고 해서 해당계가 아예 없어도 된다는 것은 아니다.

특히 20~50대에는 해당계와 미토콘드리아계를 구분하여 사용하면서 살아가므로 해당계를 일방적으로 차단해버리면 스트레스가 쌓여, 익숙해질 때까지는 몸에 힘이 들어가지 않고 노곤함에도 시달린다. 이것을 극복하지 못하면 식사요법이 역효과가 되는 경우도 있다.

어쨌든 바르부르크나 거슨의 시대부터의 식사요법이 맥맥이 이어져 지금도 많은 실천자가 있는 것은 현대의료에 병을 치유할 진정한 힘이 갖추어져 있지 않다는 것을 의미한다.

지나치게 약에 의존하는 의료에서 벗어나 정말로 치료할 수 있는 의료를 구축해야 비로소 이러한 식사요법도 무시할 수 없는 분야의 하나라 할 수 있을 것이다. 물론 우리 몸은 해당계와 공존해야 하므로 이러한 식사요법은 어떤 의미에서는 지나친 면이 있다는 것도 함께 알아두어야 한다.

비타민 C가 암세포를 약하게 하는 구조

종래의 암 의료를 대신하는 치료법으로서 주목받고 있는 것은 식사요법뿐만이 아니다. 최근에는 비타민 C 대량요법大量療法이라는 매우 독특한 치료법이 각광을 받고 있다.

비타민 C 대량요법은 암환자에게 대량의 비타민 C를 정맥 투여하는 것으로, 노벨상을 두 번 수상한 미국의 의사 라이너스 폴링Linus Pauling이 고안한 것이다.

현대의학의 상식과는 동떨어진 치료법이지만 이 간단한 방법에 의해 암이 사멸하는 증례가 계속되어 2005년에는 미국 국립위생연구소 등 권위 있는 기관이 효과를 인정하기에 이르렀다.

어쨌든 항암제와 같은 부작용이 거의 없는 데다가, 항암제와 병용할 때 그 부작용이 최소한으로 억제되므로 현재 미국에서는 1만 명에 이르는 의사가 임상에 도입하고 있다. 비타민 C를 혈액 중에 대량 투여하면 암세포가 사멸한다는 것은 해당계 우위인 암세포의 성질과 큰 관련이 있다.

비타민 C는 음식물로부터 섭취한 당을 세포로 운반할 때 사용 되지만, 사용하고 난 비타민 C는 산화되므로 세포 내의 미토콘드리아에서 처리해야만 한다. 그러나 암세포에는 미토콘드리아가 매우 적게 포함되어 있으므로 이 처리가 잘 되지 않는다.

즉, 비타민 C를 대량으로 투여하면 암세포에만 산화물이 축적 된다. 따라서 다른 세포에 악영향을 주지 않고 암만을 선택적으로 사멸시킬 수 있다.

암세포가 생성되는 메커니즘까지는 고찰하지 않으므로 압도적인 효과가 나타나지는 않지만, 현재 주목받고 있는 비타민 C 대량요법도 바르부르크 효과를 잘 응용한 것이라는 것을 알 수 있다. 덧붙여서 말하면 이 장의 주제에서는 벗어났지만 암의 PET 검사도 사실 바르부르크의 이론을 응용한 측면이 있다.

PET 검사는 포도당과 매우 유사한 약제를 주사하여 전용 PET 카메라로 이 약제가 체내의 어떤 조직에 분포되어 있는지 관찰하여 암의 위치나 크기를 확인하는 검사법이다. 해당계의 자극으로 분열하는 암세포는 당을 좋아하므로 포도당을 체내로 받아들이면 암세포에 자연히 집중되게 되어 정상적인 세포와의 차이가 확실히 나타나게 된다.

그러한 의미에서 당류를 과잉 섭취하는 것도 암화를 촉진하는 요인이 되므로 식사요법의 대부분이 당류 섭취를 제한하고 있는 것도 수긍이 된다. 현대인이 즐겨 먹는 육류나 설탕, 염분이 많은 요리 등은 암세포가 분열하기 쉬운 상황을 만들어내고 있는 것이 사실이다.

대체의료는 문제를 해결하는가?

임상과 연구가 각각 따로따로 진행되어온 현대의료에 대한 반성이 계기가 되어 1980년대 이후 몸 전체를 하나의 생명으로서 파악하는 홀리스틱 의료도 대두되었다.

홀리스틱holistic은 그리스어 holos를 어원으로 하고 있는데, 영어의 whole전체, health건강, holy신성 등의 단어도 이것으로부터 파생된 것이다.

이들 단어로부터 연상할 수 있듯이 몸 전체의 작용을 유기적으로 파악하여 몸에 갖추어진 자연치유력, 면역력을 높이는 것을 목적으로 하는 것이 홀리스틱 의료이다. 동양의학과 같은 전통의료, 예를 들면 요가나 기공, 한방 등도 여기에 포함된다.

또한 인도의 전통의학인 아유르베다도 이 중 하나이며 앞에서 든 식사요법, 정체整體나 지압 등의 수기요법手技療法도 포함되어 있다. 아로마 테라피나 심리요법, 음악요법 등도 이 범주에 속한다.

이들 요법은 종래의 의료를 대신한다는 의미에서 대체의료라고 부르고 있지만, 증상을 제거하고 억제하는 것을 목적으로 하는 현대의학과는 완전히 반대 입장이다. 각각의 요법에 대한 설명은 생략하지만, 이 책에서 설명해온 시점에서 개관하면 대체의료에서 효과를 거둔 것은 모두 저산소·저체온으로부터의 탈피를 도모하는 요법이다.

'병癌에 걸리는 것은 결코 나쁜 것이 아니며, 스트레스에 의한 저산소·저체온 상태에의 적응 현상이다.'

이러한 이해가 밑바탕에 있으면 이들 요법에 내재되어 있는, 몸을 따뜻하게 한다는 것의 의미를 알 수 있다. 또한 부교감신경을 우위로 하여 자율신경의 균형을 바로잡고 해당계 우위의 상태로부터 탈피하여 미토콘드리아계를 건강하게 하는 것의 의미도 이해할 수 있게 된다.

한편 현대의료에서도 환자의 체온은 측정하지만, 이것은 발열의 정도를 파악하기 위한 것일 뿐, 저체온 그 자체를 문제로 삼는 것은 아니다. 생명의 법칙에 비추어보면 이것으로는 병을 치유하기 어렵다.

물론 현대의료를 홀리스틱 의료대체의료로 교체하기만 하면 문제가 해결된다는 것도 아니다. 왜냐하면 대체의료도 아직 과도기에 있으므로 이 책에서 내가 지적해온 생명의 법칙저산소·저체온에 의한 적응 현상의 의미를 확실히 파악하고 있다고 하기에는 무리가 있다.

식사요법을 예로 들어 말하면, 먹는 것은 확실히 중요하지만 그것이 전부는 아니다. 첫 번째는 어디까지나 스트레스에 대한 대처이고 식사의 개선은 두 번째에 지나지 않는다.

이 점을 오인하면 애써 식사요법에 돌입해도 충분한 성과는 나타나지 않는다. 스트레스 대응을 방치하면 오히려 증상이 심해질 수도 있다. 식사요법을 실천하고 있는 대가大家가 평균 수명에도 못 미치는 나이에 암으로 사망하는 일이 많은 것도 그 때문이다.

스트레스의 의미를 다시 추궁하여 지금까지의 생활방식의 편향을 바로잡는 것이 무엇보다도 중요하다. 스트레스라는 큰 테두리 안에 암을 촉진하도록 편향된 식습관이 있다고 생각할 수밖에 없다.

암 치료를 평가하는 기준

　식사요법의 마이너스적인 측면에 대해서도 다루어왔지만 식사의 중요성을 경시하는 것은 아니다. 앞에서 다룬 홀리스틱 의료는 모두 항암제의 사용을 의문시하여 부정하고 있는 것 자체만으로도 큰 발전이라고 할 수 있기 때문이다.

　예를 들면 방사선 전문의로《환자여, 암과 싸우라》라는 베스트셀러를 낸 곤도 마코토近藤誠도 '항암제는 효과가 없다'라고 확실히 주장하고 있는 점에서 큰 공적이 있다.

　단, 자신이 전문으로 하는 방사선 치료에 대해서는 부정하지 않고 안전하다고 말하고 있는 점에서 생명의 법칙에서는 벗어나 있다. 방사선은 암세포를 제거하는 것을 목적으로 한 것이므로 가령 안전하다고 해도 '나쁜 것은 제거해야 한다'는 생명관이 밑바탕에 있다는 것은 부정할 수 없기 때문이다.

　애당초 방사선으로 인체의 일부인 암세포를 공격한다는 것은, 암세포는 자연퇴축한다는 것을 이해하지 못하기 때문이다. 이것으로는 환자의 힘을 돋우고 치유력을 끌어올리는 방향으로까지는 이끌어줄 수 없다. 또한 방사선은 림프구를 감소시키므로 환자로부터 원기를 빼앗아 치료할 기력을 감퇴시켜버리는 면도 있다.

이에 비해 거슨요법의 흐름을 이은, 앞서 말한 호시노나 와 타요의 식사요법은 항암제의 사용뿐만 아니라 3대 암 치료 요법의 존재 자체에 의문을 나타내고 있다. 식사요법에 몰두하고 있는 의사의 대부분이 이러한 발상을 근거로 각각의 환자를 대하고 있을 것이다.

그러한 의미에서는 일보 진전한 것처럼 생각되지만 반면 '식사가 중요'하다는 점을 지나치게 강조하는 경향이 있어 이것도 문제가 된다. 우선 중요한 것은 '저산소·저체온으로부터의 탈피'이며 스트레스에 대한 대응이다. 식사만 개선한다고 해서 병 암이 치료되는 것은 아니다.

실제로 식습관을 바꾸면 암의 치유율이 높아지지만, 아직 압도적인 성과를 올리고 있다고는 할 수 없다. 의료에 영양학의 지식을 도입하는 것에만 집중하여 일상생활에서 받는 스트레스를 가볍게 취급하기 때문일지도 모른다.

이 점에 대해서는 현대 영양학의 올바른 자세를 총점검하는 다음 장에서 다시 설명하기로 하자.

어쨌든 '저산소·저체온으로부터의 탈피'라는 시점에 서면 자신이 받고 있는 치료, 실천하고 있는 건강법이 얼마나 좋은 내용인지, 어떠한 위치에 있는지 판단할 수 있게 된다. 이러한 시점에 서서 좋은 의사를 찾는 것도 중요하지만 그보다 병은 자기 자신의 생활방식에 관련된 문제인 것을 우선 알아야 한다.

현대의료를 100% 부정하는 것은 아니지만, 병은 기본적으로 '자기 자신이 치료하는 것'이다. 무언가에 의지하기 전에 조금 멈추어 서서 자신의 생활방식을 되돌아보는 주체성을 갖도록 노력하기 바란다.

예를 들면 암으로부터 생환한 사람은 치유 과정에서 누구나 자기 발견을 하고 새로운 생활방식을 찾았다. 그것은 결코 특별한 것은 아니며 병의 성립 방식만 이해하면 누구나 체험할 수 있는 것이다.

아보 연구실에서 ⑦
의사가 약에 의존하는 것은 왜인가?

현대의료가 병을 만족스럽게 치료하지 못하고 있는 것을 많은 사람들이 눈치채기 시작하였다. 그것은 병을 나쁜 것으로 간주하여 증상을 제거하기 위해 약을 처방하는 것이 치료의 기본이 되고 있기 때문이다.

'암세포가 산소를 필요로 하지 않는 해당계 에너지로 분열한다'는 사실이 이미 20세기 초 독일인 생화학자 오토 바르부르크(Otto Heinrich Warburg)에 의해 발견되었다. 암을 포함한 대부분의 병은 저산소·저체온 상태로의 적응 현상으로서 일어나는 것이다.

바르부르크의 시대에 이미 암(병)의 원인에 가까이 다가갈 수 있었음에도 불구하고 긴 기간 동안 그 본질을 놓쳐왔다. 그것이 약에 의존한 '치료할 수 없는 의료'로 이어져 온 것이다. 이 책에서 병의 진짜 원인이 해명되었으므로 이러한 현실도 반드시 바뀔 것이다.

8장

식사요법은
두 번째

우리는 스트레스와의 관계를 이해하지 않으면

영양학적인 면에서 식사에만 관심을 갖는 상태가 되어버린다.

그것은 '이것은 먹으면 좋다', '저것은 먹으면 안 된다'라고

자신의 욕구를 제한하고 스트레스를 만드는 것이므로

아무리 좋은 방법이라고 해도 거기에 맞출 수 없는 사람이 나온다.

먹는 것은 두 번째

지나치게 약에 의존한 의료의 문제점에 대해 지적한 앞장에서, 암 의료에서 '식사요법은 두 번째이다'라고 이야기하였다. 먹는 것보다 더욱 상위에 이 책에서 비중 있게 다루는 스트레스의 문제가 있기 때문이다.

지금까지 이야기해온 것처럼 스트레스는 살아 있는 한 반드시 생기는 것이다. 일상생활의 균형이 깨져 스트레스 과잉 상태에 빠지면 몸은 그 상태에 적응하려고 반응한다. 그 결과 몸은 저산소·저체온 상태가 되어 암세포가 분열하기 쉬운 내부 환경이 갖추어지게 된다.

암은 이러한 저산소·저체온 상태가 지속되는 과정에서 일어나는 적응 현상이므로 식사의 내용을 바꾸기 전에 우선 스트레스에 대한 대처가 중요하다는 것을 알 수 있다.

평소의 식습관이 중요한 것은 사실이지만 우리는 먹는 것만으로 생명 활동을 영위하고 있는 것은 아니다. 실제로 식사요법에 실패한 사람, 장기간 지속하지 못하는 사람도 적지 않은데 이것은 그 방법이 잘못되었다기보다는 '식사보다 상위에 스트레스의 문제가 있다'는 인식이 결여되어 있기 때문이라고 할 수 있다.

예를 들면 '몸에 좋은 것이니 꼭 먹어야 한다'라는 생각에 얽매여 있으면 그 자체가 스트레스가 된다. 또한 '이것은 몸에 나쁘다', '저것은 발암성이다'라는 것에 예민한 것도 스트레스가 되므로 몸에 좋다고는 할 수 없다.

또한 지금 자신이 안고 있는 스트레스의 문제고민이나 장시간 노동 등를 제거하지 않은 채 단지 몸에 좋은 식재나 건강보조제만 먹는다고 해서 체질개선으로 이어지지 않는 것은 분명하다.

말로 하면 누구나 당연하다고 느끼겠지만 우리는 어떤 한 가지에 사로잡히면 좀처럼 거기에서 벗어날 수 없다. 식사요법에 집착하는 사람에게도 이러한 경향이 나타난다.

아무리 이치에 맞는 것이라도 너무 거기에 얽매이면 몸에는 좋은 영향을 줄 수 없다는 것을 알아야 한다. 물론 이것은 암 뿐만 아니라 당뇨병이나 고혈압, 고지혈증 등의 생활습관병, 아니 모든 병의 치료에 대해서도 마찬가지이다.

이 장에서는 이러한 문제점을 근거로 하여 음식물과 건강, 그리고 스트레스의 관계를 더욱 근본부터 생각해보았으면 한다.

햇빛도 영양소의 하나

우선 영양학의 상식부터 의심해보기로 하자.

영양학에서는 몸에 필요한 영양소로서 탄수화물이나 단백질, 지방, 미네랄, 비타민 등을 들고 있다. 그 밖에도 식이섬유나 파이토케미컬폴리페놀과 같은 식물에 포함되어 있는 색소 성분 등을 드는 경우도 있는데, 모두 체내에서는 만들어낼 수 없으므로 음식물로 공급할 수밖에 없다.

반대로 말하면 이들 영양소를 확실히 섭취하기만 하면 건강하다는 것인데 과연 그럴까?

우리 몸은 음식물에 포함되어 있는 영양소를 장에서 소화 흡수하여 혈액을 통해 전신의 세포로 운반하여 활동 에너지를 만들어내고 있다. 해당계와 미토콘드리아계 모두 영양소는 필요하다.

그러나 그것이 전부는 아니다. 미토콘드리아의 에너지 생성에는 다른 요소, 예를 들면 전자파나 방사선 같은 것도 필요하게 되기 때문이다. 전자파나 방사선이라고 말하면 놀라는 사람도 있겠지만 이들은 몸에 나쁜 것만은 아니다.

우선 전자파를 보면, 자연계에는 파장의 길이에 따라 감마선, 엑스선, 자외선, 가시광선, 적외선, 전파 등이 존재한다. 이중 몸에 필요한 것은 주로 자외선이며 구체적으로는 태양광선이다.

전자파라고 해서 놀라는 사람이라도 생명 활동에 태양빛이 중요하다고 하면 바로 이해가 될 것이다. 태양빛을 쬐면 몸이 따뜻해지고 기분이 좋아지는 것은 사실 미토콘드리아가 자극되어 활성화되기 때문이다.

반대로 밖에 나가지 않고 집에만 틀어박혀 있으면 기분도 우울해지고 힘도 나지 않는다. 이러한 상태에서는 미토콘드리아가 충분히 작용하지 않으므로 빠짐없이 영양을 공급해도 충분한 에너지로 변화하지 않는다.

그럼, 태양광선으로 미토콘드리아가 활성화되는 이유는 무엇일까? 이것을 알기 위해서는 미토콘드리아에 운반된 영양소가 어떠한 과정에 의해 에너지로 변환되는지를 알아야 한다.

앞에서 설명하였지만, 너무 깊이 들어가면 복잡하므로 여기에서는 영양소가 분해되는 과정에서 최종적으로 수소가 만들어지는 것을 알아두기 바란다.

활동 에너지를 만들어내려면, 전자전달계라는 회로에서 안정된 분자구조인 수소양자陽子 하나와 전자電子 하나로 성립를 영양소로부터 분리하여 미토콘드리아의 막 내외에 전위차電位差, 막전위를 만들어야 한다. 여기서 수소분자를 분리하는 일을 전자파태양광선가 담당하고 있다.

그렇게 생각하면 영양소를 섭취하는 것만으로 충분한 에너지를 만들어낼 수 없는 이유를 알 수 있게 된다.

'태양빛을 확실히 쬐는' 것의 중요함을 간과하게 되면 그만큼 건강에서 멀어지게 된다. 식물에 포함되어 있는 엽록체도 태양빛을 에너지로 바꾸고 있지만 실제로는 미토콘드리아도 마찬가지이다. 생명체에는 태양광선이 반드시 필요하다는 것을 새삼 느끼게 된다.

미토콘드리아를 중심으로 영양학을 다시 파악하는 경우, 음식물뿐만 아니라 햇빛도 영양의 일부라고 할 수 있다.

채소와 과일의 미량 방사선

이번에는 태양광선과 건강의 관계에 대해서 간략하게 설명해보도록 하자.

따뜻한 햇볕이 비추는 날에 산책을 하면 기분이 좋아지는 것은 미토콘드리아가 활성화되기 때문이라고 이야기하였는데, 이것은 이 책에서 말해온 '미토콘드리아는 따뜻하게 하는 것이 좋다'라는 생각과도 서로 중첩된다.

단, '과유불급過猶不及'이라는 말처럼 아무리 따뜻한 것이 좋아도 한도는 있다. 너무 따뜻하면 세포가 손상되어 그 결과 아포토시스Apoptosis, 세포소멸가 일어나게 되기 때문이다.

태양광선을 너무 많이 쬐어 일사병이나 열중증熱中症, 열사병, 열경련 등 열이 체내에 쌓여 일어나는 장애의 총칭에 걸리는 것은 열에너지 과잉으로 미토콘드리아가 '이제 열은 그만!'이라고 비명을 지르고 있는 상태이다. 너무 따뜻하게 하는 것을 멈추지 않으면 이윽고 세포가 아포토시스를 일으켜 최악의 경우 돌연사가 된다.

뒤에서도 이야기하겠지만 탕에 너무 오래 있어 나타나는 현기증 등 몸에 이상이 나타나는 것도 역시 미토콘드리아가 지나치게 따뜻해진 것이 원인이다.

미토콘드리아를 건강하게 하기 위해 단지 따뜻하게만 한다고 해서 좋은 것은 아니다. 너무 과잉으로 따뜻하게 하지 말고 또한 너무 차게 하지도 않는 균형을 갖추는 것이 중요하다.

그럼, 방사선에 관해서는 어떤가?

'방사선을 쬔다'고 하면 좋은 이미지를 떠올리는 사람은 없겠지만, 방사선 그 자체는 자연계에 존재하는 것이므로 전자파와 마찬가지로 모든 사람이 일상적으로 쬐고 있는 것이다.

물론 너무 많이 쬐면 몸에 장애가 나타난다. 내가 암의 방사선 치료를 권하지 않는 것은 사용되는 방사선량이 너무 많아 세포가 변성하여 주위의 세포에까지 악영향이 미치기 때문이다.

구체적으로 말하면, 방사선의 작용으로 세포막이 파괴되어 그 내부의 산화물이 흩어져 정상적인 세포까지 손상된다. 손해는 항암제에 의한 것보다 크므로 회복까지 시간이 걸린다.

이제부터 본격적으로 이야기하겠지만 자연계에 존재하는 방사능은 훨씬 미량이며 몸에 적당한 자극을 주는 것을 알 수 있다. 의외라고 생각할지 모르지만, 이러한 미량 방사선은 채소나 과일에 많이 포함되어 있다.

신선한 채소와 과일의 중요성

채소나 과일에 포함되어 있는 미량 방사선을 '칼륨 40'이라고 부른다. 칼륨 40은 지구가 만들어졌을 때부터 존재하고 있는 미네랄의 하나로, 일반적인 칼륨에 비해 중성자가 1개 많으므로 끊임없이 미량의 방사선을 내면서 양자陽子 1개의 상태가 되어 안정을 이루려고 한다.

그렇다 해도 그 양은 칼륨 전체의 0.012%에 불과하며 반감기半減期, 방사성 원소나 소립자가 붕괴 또는 다른 원소로 변할 경우, 그 원소의 원자 수가 최초의 반으로 줄 때까지 걸리는 시간는 12억 6천만 년, 최종적으로 우리 몸에는 1미크론에도 미치지 않으므로 채소나 과일을 만진다고 해서 방사능에 노출되는 것은 아니다.

단, 채소나 과일로서 체내에 들어와 세포까지 운반되면 이정도가 '딱 좋은 거리'가 된다. 칼륨 40의 미량 방사선이 세포 내에서 미토콘드리아에 닿으면 영양소에서 수소가 떨어져 나오기 때문이다.

지금까지 설명해온 것과 같이 음식물에 포함되어 있는 영양소는 세포 내로 운반되면 몇 가지 공정으로 더욱 분해되어 마지막에는 미토콘드리아 내의 전자전달계에서 수소가 분리

된다.

앞에서 말한 태양에너지와 마찬가지로 칼륨 40은 영양소로 부터 수소를 분리하는 과정에서 없어서는 안 되는 물질이다. 채소나 과일을 섭취해야 하는 것은 탄수화물이나 비타민, 미네랄 등의 영양소뿐만 아니라 칼륨 40미량 방사선을 공급한다는 목적이 있기 때문이다.

앞장에서 세포는 내측에 칼륨, 외측에 나트륨이 많은 상태로 미네랄의 균형을 맞추고 있다고 이야기하였는데, 세포가 왜 칼륨을 필요로 하는지에 관해서는 지금까지도 확실히 알려진 것이 없다. 그러나 이러한 칼륨의 성질에 근거하면, 미토콘드리아에 방사선을 거두어들일 필요가 있기 때문이라는 것을 알 수 있다.

싱싱한 채소나 과일을 먹으면 생기로 가득 차는 듯한 느낌이 드는데, 이것은 칼륨 40이 공급되어 미토콘드리아의 에너지 제조가 쉬워져 피로가 풀리기 때문이라고 할 수 있다. 알기 쉽게 말하면 동물은 식물을 먹는 것으로써 칼륨을 섭취하고 있다.

한편 식물은 토양으로부터 칼륨을 흡수하여 성장한다. 비료의 3요소가 '질소, 인산, 칼륨'인 것도 그 때문이다. 덧붙여서 칼륨 40은 방사선을 내어 붕괴해버리면 칼슘으로 변화한다. 원소주기표에서는 칼륨의 한 단계 아래가 칼슘이다.

방사선을 내는 칼륨 40으로부터도 칼슘이 만들어지므로 채소를 잘 먹으면 칼슘도 공급된다. 이것을 알면 일부러 우유를 마셔 무리하게 칼슘을 공급할 필요가 없는 것도 알 수 있다.

채소나 과일에 포함되어 있는 비타민이나 미네랄도 미토콘드리아에 필요한 영양소이지만 그것이 전부는 아니다. 미토콘드리아의 에너지 공장은 방사선이나 전자파와 같은 눈에 보이지 않는 에너지도 더해져 활성화된 것이다.

건강보조제로 미네랄이나 비타민을 섭취하는 것으로 방사선까지 공급할 수는 없다. 밭에서 딴 신선한 채소나 과일을 충분히 섭취해야 미토콘드리아를 건강하게 하여 몸의 건강을 유지할 수 있다.

초소식을 하고도 건강한 이유

사실 방사선이나 전자파 외에도 아직 빠진 것이 있다. 이 책의 독자라면 눈치챘겠지만 그것은 산소이다.

호흡에 의해 얻어진 산소는 폐의 기관지에서 혈액에 포합되어 음식물의 영양소와 마찬가지로 세포까지 운반된다.

미토콘드리아의 선조가 산소를 에너지로 바꾸는 호기성 세균이었다고 이야기하였듯이 미토콘드리아는 유산소운동 중에 활성화되는 성질이 있다. 즉, 산소가 부족하면 에너지 생성에 지장을 초래하여 생명 활동은 정체된다.

에너지 제조 메커니즘과 관련지어 말하면, 미토콘드리아 내에서 방출된 수소를 물로 만들기 위해서 산소가 이용된다. 활동 에너지는 이러한 과정에서 만들어지는 것이다.

방사선, 전자파, 산소……. 이러한 요소를 드는 것만으로도 종래의 영양학에서 중요한 것이 빠졌다는 것을 알 수 있다. 바꾸어 말하면 종래의 상식만으로는 통하지 않는 세계가 있다는 것이다.

예를 들어 일반적으로 성인 한 사람이 필요한 하루 기초대사량은 1,200~1,500kcal이다. 운동을 하면 더 많이 필요하다. 그러나 이 세상에서는 이보다 적은 칼로리를 섭취해도 매일 건강하게 살고 있는 선인 같은 사람도 적지 않다.

예를 들면 오사카大阪의 모리 미치요森美智代라는 여성은 하루에 녹즙 한 잔80kcal만으로 15년이나 건강하게 살고 있다.

80kcal라고 하면 두유 한 잔과 같은 칼로리이다. 보통 사람이라면 며칠도 못 버틸 것이다. 영양학적으로 보아도 터무니없는 이야기이며 누구나 '말도 안 된다', '있을 수 없다'라고 할 것이다.

그러나 그녀는 매우 건강하고 일도 잘하고 있다. 게다가 믿을 수 없을 정도로 소식을 함에도 불구하고 빼빼 마른 것이 아니라 오히려 통통할 정도이다.

또한 나와 함께 《건강하지 않을수록 더 적게 먹어라》이라는 저서를 쓴 시바타 도시히코柴田年彦는 그 제목처럼 현미채식을 기본으로 하여 하루 500kcal 정도의 식사를 1년간 지속하는 것으로써 체질을 개선하여 심신 모두 건강한 나날을 보내고 있다.

그도 초저칼로리식을 실천하기 전에 '그런 식사를 계속하면 결국에는 빼빼 말라 죽게 된다'라고 영양 전문가에게 경고를 받았지만, 건강진단을 받아도 문제가 있다는 결과가 전혀 나오지 않았다고 한다. 본인의 믿음만이 아니라 의학적으로 보아도 완전히 건강한 몸인 것이다.

이 두 사람은 극단적인 예일지도 모르지만, 영양학적으로는 무모하다고도 할 수 있는 소식으로도 건강하게 살고 있는 사

식사가 영양의 전부는 아니다

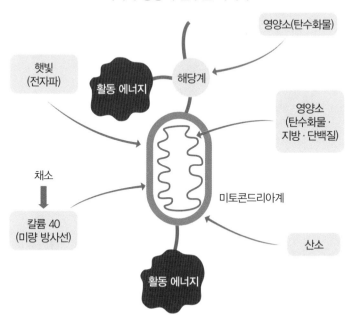

영양소(탄수화물)

햇빛
(전자파)

활동 에너지

해당계

영양소
(탄수화물 ·
지방 · 단백질)

채소

칼륨 40
(미량 방사선)

미토콘드리아계

산소

활동 에너지

지금까지의 영양학에서는 식품에 포함되어 있는 영양소(탄수화물 · 지방 · 단백질 · 비타민 · 미네랄 등)가 중시되어왔는데, 세포 내에서 활동 에너지를 만들어내는 데에는 이 밖에도 산소나 햇빛(전자파), 채소 등이 필요하다. 영양공급의 의미를 더욱 입체적으로 파악하지 않으면 소식(영양부족)을 해도 건강한 사람이 있다는 것을 해명할 수 없다.

람은 얼마든지 있다. 그 이유에 대해서는 나중에 자세히 설명하겠지만 우선 간단하게 말하면 '먹는 것이 전부는 아니다'라는 것이다.

사람은 조건만 충분히 갖추어지면 '거의 먹지 않는' 상태에도 적응할 수 있다. 오히려 인류는 기아의 상태에 있는 기간이 길었으므로 소식이 인간의 생리에 더 적합하다고 할 수도 있다.

따라서 음식물의 영양소에만 집착하는 영양학으로는 건강한 삶을 위한 진정한 방법이라고 보기 어렵다는 것을 알 수 있다.

초소식을 하는 사람의 장내

상식에 벗어난 소식을 하고도 건강한 모리 미치요 씨에게 흥미를 갖게 된 여러 전문가들이 다양한 조사를 하고 있다.

대표적인 것으로 장내세균 상태에 대한 조사가 있는데, 모리 미치요 씨의 변을 조사해보니 식물의 셀룰로오스섬유를 분해하는 균이 보통의 배 이상이나 서식하고 있었다고 한다.

음식물에 포함되어 있는 섬유질은 장에서 소화할 수 없으므로 보통은 변과 함께 배설된다. 그러나 모리 미치요 씨의 장에서는 배설되어야 할 섬유가 장내세균에 의해 분해되어 아미노산이 만들어지고 있었던 것이다.

아미노산은 세포로 운반되면 단백질에 합성되므로 그것이 양분이 되어 녹즙만으로도 살아갈 수 있는 것이다. 이렇게 하여 단백질이 포함되어 있지 않은 채소만 먹는데도 근육이 만들어진다.

이상한 이야기라고 생각할지도 모르지만 소나 말과 같은 초식동물이 훌륭한 체격을 유지할 수 있는 것도 마른풀과 함께 박테리아를 먹어 장내에서 증가시켰기 때문이다. 모리 미치요 씨의 장은 결국 초식동물과 같다.

또한 모리 미치요 씨에 관해서는 내 전문분야인 면역학에서도 매우 흥미로운 조사결과가 나왔다. 인터페론 알파라는 면역물질의 혈중농도를 조사하였더니 보통의 4배 이상의 수치가 확인된 것이다. 인터페론 알파에는 암세포의 분열을 억제하는 작용이 알려져 있으므로 그녀의 면역력이 매우 높다는 것을 추측할 수 있다.

4장에서도 이야기하였듯이 면역세포의 하나인 대식세포는 병원균이나 바이러스를 먹는 것뿐만 아니라 영양처리도 담당하고 있다. 즉, 과식을 하면 영양처리 때문에 대식세포가 빵빵하게 부풀어버려 방어력이 대폭 저하된다.

영양을 충분히 섭취하는 사람이 더 건강할 것 같지만 실제로는 소식하는 사람이 면역력도 높고 병에 잘 걸리지 않는다.

영양학의 계산에서는 칼로리를 문제 삼고 있는데 이것은 음식물의 연소 에너지를 수치화한 것이다. 탄수화물이나 단백질은 1g당 4kcal, 지방은 9kcal라고 하여 하루에 필요한 칼로리의 양을 계산하는데, 실제로 체내에서는 음식물을 연소한 것을 에너지로서 사용하는 것은 아니다.

주요 에너지원이 되는 것은 탄수화물인데 탄수화물은 해당계에서 분해되면 피루브산pyruvic acid과 유산이 된다. 이때 만들어내는 활동 에너지는 아주 적으므로 피루브산은 미토콘드리아로 운반되어 전자파나 방사선의 에너지까지 더해지면 최종적으로는 대량의 활동 에너지가 만들어진다.

이 장에서도 거듭 설명하였지만, 에너지가 만들어지는 최종 단계는 '수소 + 산소 → 물'이라는 공정이다. 음식물 이외의 요소가 몇 가지 더해져 최종적으로 연소와는 전혀 다른 형태로 활동 에너지가 만들어진다. 칼로리 계산으로 성립되고 있는 영양학과 일치하지 않는 것은 당연한 것이다.

인도에 실재하는 것처럼 물만 먹고 사는 사람도 있지만 그것은 결코 기적도 불가사의한 것도 아니며, 그 사람은 음식물 이외의 것으로 충분한 에너지를 얻고 있는 것이다. 그것은 생리학적으로 어느 정도 설명이 된다.

라듐 온천이 몸에 좋은 이유

현대 영양학의 문제점에 대해 지적했지만, 방사선에 관해서는 채소나 과일 이외에도 효율적인 섭취법이 있다. 그것은 토양이나 암석에 포함되어 있는 라듐을 활용한 것이다.

지구의 내부에는 이 라듐이나 칼륨 40 등 100종 이상의 방사성 물질이 존재하고 있다고 하는데, 화산지형이 많은 일본의 경우 라듐은 온천에 많이 포함되어 있다. 조금 더 자세하게 설명하면 라듐은 방사성 물질인 우라늄이나 토륨이 변화한 것으로, 불안정한 물질이므로 방사선을 내면서 라돈이나 토론이라는 기체로 변화하여 붕괴되어간다.

라듐 온천은 원천源泉이 땅 속에 있는 우라늄이나 토륨의 광석의 주변을 통해 용출하고 있으므로 이 온천에 몸을 담그고 그 증기를 쐬는 것만으로 미량 방사선을 전신에 쬘 수 있는 것이다.

온천이 몸에 좋은 것은 전신의 혈류를 좋게 하여 릴랙스 효과를 높인다는 점은 물론이고 미토콘드리아가 따뜻한 환경을 좋아하는 기관이라는 점으로부터도 증명할 수 있다. 라듐 온천의 경우, 이러한 온열 효과에 방사선의 작용이 더해져 미토콘드리아가 더욱 활성화되는 것이다.

미량 방사선이 인체에 플러스 효과를 가져온다는 점에 관해서는 1970~1980년대에 걸쳐 미국의 생화학자 토머스 럭키 Thomas D. Luckey의 연구로부터 주목받게 되었다.

그는 미량 방사선이 갖고 있는 건강 작용을 '호르몬과 같은 방식으로 작용하는 방사선'이라는 의미에서 호르미시스 hormesis라고 이름 붙여 방사선은 소량만으로도 유해하다는 종래의 상식에 의문을 제시하였다.

당시에는 방사선에 대한 부정적인 시각이 지금보다 더 강했기 때문에 거의 주목받지 못했지만, 그 후에도 계속 연구가 진행되어 최근에는 그 효과가 서서히 뒷받침되었다.

나는 실험쥐를 사용하여 호르미시스의 연구를 실시하였는데, 치사량의 45분의 1인 미량 방사선을 실험쥐에게 일정 기간 조사照射하였더니 조금씩 면역력이 높아졌다. 실제로 아키타현秋田縣의 다마가와玉川 온천이나 돗토리현鳥取縣의 미사사三朝 온천 등의 라듐 온천에서 탕치湯治를 하여 암을 치유시킨 예는 수없이 많다.

이러한 라듐 온천이 암의 치유에 도움이 되는 것은 앞서 이야기한 온천의 온열 작용과 방사선의 호르미시스 효과가 서로 상승 작용하여 미토콘드리아가 활성화되었기 때문이다. 미토콘드리아가 건강해지면 해당계 에너지에서 분열하는 암세포는 온순해져 자연퇴축해가기 때문이다.

미사사 온천에서 실시된 조사에서 이 지역 주민들의 암 사망률이 일본 평균의 반 정도인 것이 확인되었다.

몇십 년이나 과로하여 저산소·저체온 상태가 된 사람이 암에 걸린 것을 계기로 몸을 쉬게 하고 천천히 탕치를 하면서 지금까지의 생활방식을 재점검하는 것은 매우 훌륭한 것이다. 이 책에서 설명해온 것처럼 암이 생존하기 어려운 조건을 갖추기만 하면 암은 저절로 치료된다.

소식을 조금씩 시작한다

여기에서 다시 영양학의 이야기로 돌아가보자. 소식하는 사람이 건강하다는 것의 메커니즘을 고찰해 왔는데 이러한 '먹지 않는 생활방식'을 그대로 따라하지 않으면 건강해질 수 없다는 것은 아니다.

어쨌든 인류는 기아로 고통받은 시기가 길었기 때문에 식탐을 부리며 먹는 해당계의 세계를 살아가게 되었다.

효율성이 나쁜 해당계 에너지를 활용하기 위해서는 끊임없이 영양주로 탄수화물을 받아들여야만 한다. 당이 부족한 시간이 지속되면 바로 공복이 되어 극심한 기아감이 찾아온다. 그 때문에 밥을 줄이거나 끊거나 하는 것에는 모두 조금이나마 심리적인 압박을 느낀다.

이러한 욕구를 무시하고 무작정 소식·절식을 시작하면 저혈당에 빠져 오히려 건강을 해칠 수도 있다. 하지만 평소에 과식을 해온 사람이나 생활습관병으로 고통받고 있는 사람은 지금까지 말한 몸의 구조를 잘 이해하여 조금씩 소식을 시작하고, 배의 80%만 채우도록 하는 것이 좋다.

식탐을 부리며 먹는 해당계의 세계로부터 이탈하는 데 어느 정도 익숙해지는 것이 필요하다. 앞서 이야기한 모리 미치요 씨도 다양한 방법을 시도하면서 녹즙 한 잔의 생활에 완전히 적응하기까지 몇 년이나 걸렸다고 한다.

소식이나 단식을 실천하려고 하면 해당계 에너지의 저항이 있을 것임을 염두에 두면서 무리 없는 범위에서 익숙해지기 위한 훈련을 해야 한다.

물론 암 등의 큰 병에 걸리지 않는 한, 무리하여 소식할 필요는 없다. 특히 젊을 때는 몸이 해당계 우위의 상태에서 기능하고 있으므로 먹고 싶은 것을 확실히 먹어 순발력을 발휘하여 정력적으로 활동하는 것이 자연의 섭리이다.

4장에서 이야기한 것처럼 인간의 몸은 나이가 들면서 서서히 미토콘드리아계의 지구력의 세계로 전환되어간다. 나이를 먹으면 원치 않아도 미토콘드리아계가 우위가 되어 자연히 소식하게 되는 것이다. 그것이 선인仙人이다. 소식을 하고도 건강하게 살 수 있는 사람은 훈련에 의해 이 선인의 세계에 한 걸음 앞으로 다가선 것이다.

일반적으로 건강한 사람은 기초체온이 높고36.5℃ 전후 근육도 있지만, 소식을 하고 있는 사람은 저체온이며36℃ 전후 근육도 거의 없다. 에너지 효율이 좋은 미토콘드리아계의 세계에 잘 들어가는 것은 기아에 대응할 수 있는 에너지 절약의 생활방식을 예외적으로 손에 넣는 것이다.

탄수화물을 제한하면 에너지는 어떻게 되는가?

소식이나 단식은 해당계에서 미토콘드리아계로 전환하는

것이라고 생각하면 하나의 자연스러운 생활방식이라는 것을 알 수 있다. 실제로는 소식 이외에도 미토콘드리아계로 전환하는 방법은 또 있다. 그것이 요즘 의료 현장에서 주목되고 있는 탄수화물 제한이다.

탄수화물 제한이란 말 그대로 탄수화물밥, 빵, 면류 등의 주식이나 설탕류, 감자류 등의 섭취를 제한하는 것을 가리키며 현재는 당뇨병 치료 등에 이용되는 케이스가 증가하고 있다. 해당계는 탄수화물을 에너지원으로 하고 있으므로 탄수화물의 공급을 차단하면 자연히 축소된다.

단식이 식사 그 자체를 끊은 것으로 해당계를 축소시키는 데 비해, 탄수화물 제한에서는 주요 에너지원인 탄수화물만을 대상으로 하며 이것을 제한하는 것으로 미토콘드리아계의 활성을 도모하려는 것이다.

언뜻 보면 매우 간단한 방법이라 생각되지만 영양학의 지식이 있는 독자 중에는 '탄수화물을 제한해버리면 충분한 활동 에너지를 만들어낼 수 없는 것 아닌가?'라고 의문을 가지는 사람도 있을 것이다.

실제로 미토콘드리아계는 해당계에서 분해된 영양소를 원료로 하고 있으므로 탄수화물을 제한하면 미토콘드리아에서의 에너지 생성에 지장이 나타난다고 생각하는 것이 보통이다. 특히 뇌는 탄수화물포도당만을 에너지원으로 한다고 할 정도이므로 탄수화물이 부족하면 집중력의 저하가 초래된다.

단식을 한다 해도 탄수화물을 완전히 차단하지 않아 극단적인 저혈당에 빠지는 것을 피해온 것이다. 이러한 우리 몸의 메커니즘에 대한 이해는 잘못된 것은 아니지만 최근 탄수화물 제한을 해도 몸은 거기에 또 다른 대응을 한다는 것이 새롭게 알려지고 있다.

우리 몸은 탄수화물, 단백질, 지방이라는 3대 영양소에 의해 유지되고 있다. 이 중에서 바로 에너지로 사용되는 것은 탄수화물인데 탄수화물이 부족하면 단백질이, 그 다음 지방이 사용된다.

조금 더 구체적으로 말하면 단백질은 아미노산, 지방은 지방산으로 분해되어 세포에 들어가는데, 이는 모두 미토콘드리아에서 분해되어 에너지원으로 바뀐다. 해당계를 통하지 않으므로 순발력으로는 이어지지 않지만 압도적으로 많은 미토콘드리아의 에너지 생성에는 지장을 주지 않는 것이다.

이러한 에너지원으로서 최근 특히 주목되고 있는 것이 지방이다. 음식물에 포함되어 있는 지방은 지방산으로 분해된 뒤간에서 케톤체로 바뀐다. 이 케톤체가 전신의 세포에 운반되어 미토콘드리아로 들어가 활동 에너지가 된다.

지방으로부터 만들어진 케톤체는 당연히 뇌에서도 에너지로 바뀐다. 뇌에 탄수화물이 필요하다는 상식도 절대적인 것이라고는 할 수 없다.

탄수화물을 제한하면 체온이 올라가는 이유

췌장에서 인슐린이 분비되지 않아 당을 이용할 수 없게 된 심각한 당뇨병 환자에게 케톤체가 증가한다는 사실이 알려져 왔다.

이것은 케톤증ketosis이라고 하여 종래의 당뇨병 치료에서는 위험한 것으로 여겨져 왔지만, 탄수화물 제한에 적응할 수 있었던 사람은 이러한 고高케톤 상태에서도 건강에는 문제가 없으며 오히려 케톤치가 정상인 사람보다 더 건강하다.

게다가 당을 섭취하지 않으므로 혈당 등이 정상치로 안정하게 되어 위험하다고 알려진 고케톤 상태이면서도 혈당강하제나 인슐린 주사 등으로부터도 벗어날 수 있다.

이상하다고 생각할 수도 있지만 탄수화물을 제한함으로써 혈당치 상승의 직접적인 원인을 제거하여 피폐해진 췌장을 쉬게 할 수 있으므로 증상이 치유되는 것은 어떠한 의미에서는 당연한 것이다.

반대로 말하면 탄수화물 제한이라는 개념이 없었던 종래의 당뇨병 치료에서는 칼로리 제한은 하고 있어도 당은 섭취하고 있으므로 해당계의 세계에서 빠져나올 수 없다. 그 때문에 증상이 개선되지 않고 오히려 증상이 악화되어버리기도 하는 것이다.

이러한 탄수화물 제한에 의한 당뇨병 치료는 가마이케 도요아키釜池豊秋를 중심으로 서서히 확대되어갔다.

처음 이것을 접하는 사람은 놀랄지도 모르지만, 탄수화물을 많이 포함하고 있는 식재를 철저하게 제안하도록 지도하므로 그들이 권장하는 당뇨병 치료식에는 밥이나 빵 등의 주식이 없다. 설탕을 사용한 과자나 케이크도 물론 제한의 대상이 된다.

그만큼 단백원인 육류의 섭취가 대폭 증가하지만 채소를 충분히 섭취하는 것도 권장하므로 고기만으로는 부족한 식이섬유도 보충되어 장내의 부패는 최소한으로 억제된다.

따라서 종래의 당뇨병 치료식에 비하면 이 방법은 매우 합리적이며 그 때문에 치료 효과가 높아진다는 것도 수긍이 가는 편이다. 하지만 이 책의 독자라면 이러한 탄수화물 제한의 본질이 조금 다른 점에 있다는 것을 느낄 것이다.

우선 우리의 건강을 생각하는 데 있어 '식사보다 스트레스의 문제가 상위이다'라는 사실을 떠올리기 바란다.

근본적으로는 당뇨병도 스트레스에서 기인하는 병이다. 아니, 스트레스에 적응하기 위해 고혈당이 지속되는 상태가 당뇨병의 실태라고 하는 것이 좋을 것이다.

탄수화물 제한을 하면 해당계가 축소되어 미토콘드리아를 중심으로 살아가게 되므로 증상이 개선되어가는 과정에서 저산소·저체온 상태에서 탈피할 수 있으며 체온도 상승한다. 그 결과 마음이 여유 있게 안정되므로 스트레스를 만들어내는 맹렬한 생활방식으로부터 자연히 벗어나게 된다.

내 생각으로는 식사에 의해 고혈당이 개선된다는 것은 표면적인 관점이며 절대적인 것은 아니다. 이러한 것이 생활방식과 딱 맞아떨어져 스트레스를 관리할 수 있게 된 사람은 결과적으로 고혈당으로부터 벗어날 수 있다. 따라서 스스로의 생활방식과 잘 맞는지를 확실히 알아둘 필요가 있다.

생활방식을 되돌아본다

단식이나 소식을 하고 있는 사람도 마찬가지겠지만, 이러한 스트레스와의 관계를 이해하지 않으면 식사에만 관심을 갖는 상태가 계속되어 버린다. 그것은 '이것은 먹으면 좋다', '저것은 먹으면 안 된다'라고 자신의 욕구를 제한하는 것이며 스트레스를 만드는 것이므로 아무리 좋은 방법이라고 해도 거기에 맞출 수 없는 사람이 나온다.

반대로 말하면 식사요법에 성공하는 사람이라는 것은 어떠한 순간에 그 방법에 이끌려 거기에 적응할 수 있었던 사람들이다. 우연적인 요소에 의존하고 있는 만큼 좌절하는 사람도 많고 좀처럼 많은 사람으로 확대되지 않는 면이 있을지도 모른다.

이 책에서 두세 번 반복해온 것처럼 우리는 해당계와 미토콘드리아계라는 두 에너지 공장을 능숙하게 사용하면서 살아가고 있다. 우리가 인생을 살아가는 데에는 이 두 에너지 공장이 갖고 있는 순발력과 지구력이 모두 필요하다.

해당계에 지나치게 편향되어 병에 걸린 사람은 건강을 회복하기 위해 그 작용을 약하게 할 필요가 있으므로 몇 가지 식사 제한을 하는 것도 의미가 있을 것이다. 그러나 20~50대라는 순조로운 조화의 시대에 한쪽의 에너지 공장을 무리하게 닫아버리는 것은 절대 자연스러운 것이 아니다.

개인의 생활방식 문제이므로 미토콘드리아계의 선인의 생활 방식을 선취하는 것도 나쁘다고는 할 수 없지만, 그것을 일상적인 것으로 취급해버리면 생활방식의 편향이 나타나게 된다.

다시 말하지만 중요한 것은 스트레스에 대한 대처법이다. 그 큰 틀 속에 식사 문제도 포함된다. 고혈당, 고혈압이 되는 것은 식사의 내용이 잘못이라고 하기 이전에 생활방식의 편향을 알리는 몸의 정상적인 반응이라고 이해해야 한다.

식사를 바꾸면 증상이 개선된다고 생각하여 한 가지 방법에만 매달려 실천하고 있는 사람은 어쩌면 가장 중요한 자신의 생활방식 문제를 방치하고 있을지도 모른다.

식사요법으로 성공한 사람들은 병에 걸리거나 몸 상태가 좋지 않아 괴로워하고 있는 사람에게 선의의 마음으로 '식습관을 바꾸라'고 조언할지도 모르지만 거기에 본질은 없으므로 잘 되지 않는 경우도 분명 있을 것이다.

식사요법을 해도 좀처럼 몸 상태가 좋아지지 않거나 증상이 개선되지 않는 사람은 그보다 근본에 있는 스트레스 문제의 중요성에 주목하기 바란다.

식사요법으로 인한 괴로움을 참고 있던 자신에게 주의를 기울이면 마음이 편안해지고 생활방식을 되돌아보는 데 주의를 기울일 수 있다. 이렇게 되면 그렇게 심하게 식사 제한을 하지 않아도 고혈당 등의 증상을 개선할 수 있고 더욱 건강해질 것이다.

당뇨병은 생활방식에서 비롯된다

탄수화물 제한 이야기가 나왔으니, 이번에는 당뇨병이 발생하는 메커니즘에 대해서도 검토해보자.

일반적으로 당뇨병은 혈당치를 내리는 인슐린이 분비되지 않아 악화된다고 생각된다. 그 때문에 혈당강하제를 처방하여 저하한 인슐린의 작용을 보충하여 혈당치를 조절하려고 하지만 실제로 인슐린의 분비가 저하된 것은 아니다. 당을 많이 처리해야 하므로 건강한 사람보다 오히려 더 많은 인슐린이 분비되고 있다.

현대의학에서는 인슐린이 분비되고 있는데도 고혈당이 개

선되지 않는 현상을 '인슐린의 기능이 떨어졌기 때문이다'라고 생각하여 '인슐린 저항성'이라고 부르는데, 우선 이 모순에 주의해야 한다. 이렇게 복잡한 용어를 만들어내 어떻게든 이치에 맞게 하려고 해서는 당뇨병의 본질을 보지 못하기 때문이다.

앞서 말한 것처럼 당뇨병은 스트레스에서 기인하는 병이다. 스트레스는 저산소·저체온 상태를 야기하는 것이므로 당뇨병의 원인도 거기서부터 찾지 않으면 본질을 볼 수 없다.

실제로 인슐린은 분비되고 있는데 고혈당이 개선되지 않는다는 것은 혈중의 당이 충분히 이용되지 않는 상태라 할 수 있다. 당의 이용률이 저하되었다는 것은 바꾸어 말하면 세포 내의 에너지 생성이 잘 되지 않는다는 것을 의미한다. 미토콘드리아가 충분히 작용하지 않으므로 섭취한 당이 남게 되는 것이다.

그럼 미토콘드리아의 기능이 저하되는 원인은 무엇인가? 해당계의 과용이라고도 할 수 있지만 생리적으로 보면 몸이 저산소·저체온에 적응한 상태이다. 요컨대 저산소·저체온이 지속되어 혈중의 당 이용률이 저하되는 것이다.

특히 문제가 되는 것은 저체온이다. 그 증거로 당뇨병 환자의 체온을 측정하면 예외 없이 저체온이다. 그 결과 에너지 부족으로 발이 붓거나 신장이 약해지는 일이 많다.

그렇게 생각하면 당뇨병의 진정한 해결법도 보일 것이다. 입욕 등으로 몸을 따뜻하게 하고 과로하지 않는 것, 이것이 기본 중의 기본이다.

식사와 관련지어 말하면 과로로 인한 스트레스 과다 상태에서는 과식에 빠지기 쉬우며 탄수화물 섭취량도 과잉이 된다. 당의 이용률이 떨어져 에너지 부족이 되므로 많이 먹어서 몸을 건강하게 하려고 하기 때문이다. 그리고 그 결과 해당계가 우위가 되어버린다.

식사요법으로 이것을 제한하는 것은 하나의 대처법이 될 수는 있지만, 근본은 그 사람이 안고 있는 스트레스이다. 이것은 당뇨병뿐만 아니라 암이나 그밖의 생활습관병에도 적용된다.

영양학에서 놓친 것을 찾아가다 보면 마지막에 스트레스의 문제, 생활방식의 문제가 떠올라온다.

영양학은 도움이 되지 않는다?

우리가 음식물을 섭취하면 세포에 영양이 보내져 미토콘드리아로 에너지를 만들어내지만, 에너지의 원료가 음식물뿐인 것은 아니다. 이 장에서 이야기한 것처럼 산소나 햇빛, 채소에 포함되어 있는 미량 방사선 등도 모두 미토콘드리아에 중요한 '영양소'이다.

안타깝게도 영양학 교과서에는 이러한 음식물 이외의 영양소에 대해서는 기술되어 있지 않다. 그 때문에 대부분의 사람들은 '영양의 균형이 잡힌 식사'를 하는 것이 중요하다는 확고한 생각을 갖게 되었다.

그러나 거기에는 건강한 생활을 위한 중요한 포인트가 여러 가지 빠져 있다. 따라서 생명의 법칙에 근거한 새로운 의료와 함께 진짜 도움이 되는 '새로운 영양학'을 확립시키는 것도 21세기의 큰 과제라고 할 수 있다.

9장

암에 걸리지 않는
8가지 규칙

서양의학이나 동양의학, 대체의료 등 모든 분야에서

지금까지 다양한 암 치료법이 고안되었지만,

중요한 것은 '암을 제거하는 방법'이 아니다.

그보다 '암의 발생 구조'를 확실히 이해하여 그 생활방식을 고치는 것이 우선이다.

간단하지만 그것이 최고의 처방전이다.

생활방식 개선이 최고의 처방전

이 책에서 내가 말해온 것은 '인간은 왜 병에 걸리는 것인가?'라는 많은 사람들의 질문에 대한 '최종 해답'이 될 것이다. 인간의 몸과 마음, 각각의 법칙에 맞춘 것이므로 더 이상 명확한 대답은 없다.

이번에는 현재 일본인의 사인死因 1위를 차지하고 있는 암을 피하기 위해 일상생활에서 유의할 점을 살펴보자.

인간은 왜 암에 걸리는가?

그 질문에 대한 대답은 반드시 자신의 생활방식을 되묻는 것으로 이어진다. 많은 사람이 일상적으로 실시하고 있는 '병원에 가서 치료를 받는' 행위는 이러한 관점에서 보면 핵심에서 벗어나 있는 것이며 매우 표면적인 것에 불과하다.

치료가 전부 불필요하다는 것은 아니지만 병을 악자 취급하여 어떻게든 제거하려고만 생각하는 현대의료가 계속되는 한 그 근원에 있는 생활방식의 문제에 도달하기는 어렵다. 사실은 이처럼 생활방식에 관심을 갖지 않는 것이 암을 일으키는 최대 요인이라고도 할 수 있기 때문이다.

서양의학이나 동양의학, 대체의료 등 모든 분야에서 지금까지 다양한 암 치료법이 고안되었지만, 중요한 것은 '암을 제거하는 방법'이 아니다. 그보다 '암의 발생 구조'를 확실히 이해하여 그 생활방식을 고치는 것이 우선이다. 간단하지만 그것이 최고의 처방전이다.

어떠한 치료를 해야 하는가? 식사나 운동은 어떻게 하면 좋은가?

이들은 이러한 근본적인 이해가 있고 나서야 비로소 의미를 갖게 된다. 수단에만 열중하면 '암은 흔한 질병이다'라는 본질을 볼 수 없게 되어버린다. 이렇게 해서는 치료할 수 있는 것도 절대 치료할 수 없게 된다.

암은 저산소·저체온 상태에 대한 몸의 적응 현상일 뿐이며 그것은 우리 몸에 갖추어진 대단한 지혜이다. 몸이 지혜를 발휘하여 그러한 상태에 적응하기 위해 힘쓰고 있는데 그것을 이해하려고 하지 않는다는 것은 이상하지 않은가?

물론 이것은 모든 병에 해당한다. 건강진단의 수치에 일희일우─喜─憂하기 전에 고혈당이나 고혈압도 몸의 적응 현상이라는 것을 알면 대처방법도 크게 달라진다.

가장 중요한 것은 우선순위이다

앞에서 말한 것은 이 책에서 계속 설명해온 것으로, 종래의 의학상식과는 다른 것이다.

병은 두려운 것이라고 생각하여 겁을 내고 있는 사람은 내 주장에 놀라며 혼란스러울지도 모른다. 그리고 좀 더 구체적인 대책을 알고 싶다고 하는 사람도 있을 것이다.

따라서 이번에는 지금까지의 모든 장을 총정리하여 다음과 같이 '암에 걸리지 않는 8가지 규칙'을 공개한다.

여기에 설명한 규칙을 참고로 하여 자신의 생활방식이 편향되었다는 것을 깨닫게 되면 조금씩이라도 개선하도록 주의하기 바란다. 일상 속에서 어떻게 대처하면 좋을지 알 수 없는 문제가 발생하면 이 규칙을 염두에 두고 이 책을 다시 읽어보면 좋을 것이다. 확실히 힌트가 되는 부분이 있을 것이다.

그럼 '암에 걸리지 않는 8가지 규칙'을 나열해본다.

1 불안감이나 스트레스에 관심을 갖는다.
2 너무 열심히 하는 생활방식을 바꾼다.
3 기분전환·휴식의 방법을 발견한다.
4 몸을 차게 하지 않도록 연구한다.
5 폭음폭식은 하지 말고 몸에 좋은 식사를 한다.
6 유산소운동을 생활에 도입한다.
7 웃음이나 감사의 마음을 중요하게 여긴다.
8 보람·즐길거리·목표를 찾는다.

이러한 규칙이나 법칙에 대해서는 지금까지의 저서에서도 다양한 형태로 전해왔지만 여기에서 의식해야 하는 것은 우선순위이다. 8가지의 규칙을 모두 지키려고 하기보다 1에서 2, 3, 4……로 상위 규칙부터 지켜가기 바란다.

특히 1~3은 이 책의 주제인 '암의 원인이 되는 저산소·저체온의 세계로부터 탈피'를 도모하는 데 근간을 이루는 규칙이다. 약을 사용하지 않는 대체의료나 식사요법에 몰두하고 있는 사람은 4~6에 대해서는 잘 지키고 있지만, 아주 성실함에도 불구하고 이 1~3의 규칙의 중요성을 잊는 경우가 많다.

몸을 차게 하지 않는다, 또는 식사를 개선한다, 적당한 운동을 한다 등 눈으로 확인할 수 있는 항목은 성실하게 지킨다 해도 눈에 보이지 않는 생활방식의 문제를 방치하면 자기도 모르는 사이에 스트레스가 쌓여 저산소·저체온의 세계가 유지되어버린다. 얄궂게도 그것이 암의 원인이 되기도 한다.

배운 대로 이렇게 철저하게 지키는데 왜 몸 상태가 좋지 않은 것일까? 왜 증상이 개선되지 않는 것일까? 이렇게 생각하는 사람은 자신이 그것을 실천하고 있다는 것에 집착하지 말고 그 내용에 주의해야 한다. 그렇게 하면 암의 세계로부터 탈피할 수 있다.

암에 걸리지 않는 방법을 발견해내는 것보다 자신의 생활방식의 버릇이나 경향을 알아채는 것이 훨씬 중요하다. 그것을 할 수 있으면 자신에게 적합한 식사나 운동도 찾을 수 있게 된다.

마지막의 7과 8에 관해서는 1~6까지의 상위 규칙이 지켜져 몸과 마음에 여유가 생긴 후에 해도 상관없다. 이러한 큰 주제는 처음부터 지키려고 해도 어깨에 힘이 들어가 스트레스만

쌓일 뿐 잘 되지 않는다. 그다지 힘을 들이지 않는 편안한 기분으로 시작하는 것이 좋다.

그럼 하나하나의 규칙에 대해서 간단하게 설명해보자.

(1) 불안감이나 스트레스에 관심을 갖는다

우리는 일상의 바쁨에 쫓긴 나머지 불안감이나 스트레스에 관심을 갖는 것을 두려워하기 쉽다. 그러나 이것을 소홀히 하면 이들은 몸에 나타난다.

가장 먼저 드러나는 것은 안색이다. 자율신경의 균형이 깨져 두통이나 어깨결림, 요통, 위통, 변비, 불면, 생리통 등의 증상이 나타날 수도 있다.

거친 피부나 구내염 등도 스트레스의 표현이다. 자신의 마음에 관심을 가지라는 신호라고 이해하고 조금 멈춰서 보자.

아픈 부분이 있기 때문에 그 부분을 치료한다고 하는 것뿐만 아니라 그러한 통증을 일으킨 원인에 관심을 갖는 것이 중요하다. 그 답의 대부분은 가까운 곳에 있다. 가장 문제인 것은 인간관계에서 오는 스트레스이다. 하고 싶은 것을 하지 못하기 때문일 수도 있다.

이럴 때는 다른 사람에게 상담하는 것도 좋고, 글로 쓰는 것도 좋다. 바로 해결할 수 없더라도, 그렇게 하는 것만으로도 마음속의 응어리가 사라진다. 또 어깨에 힘을 빼고 자신과 대화하는 시간을 만들도록 하자.

⑵ 너무 열심히 하는 생활방식을 바꾼다

자신의 불안이나 스트레스에 관심을 갖게 되었다면 너무 열심히 하는 생활방식을 조금씩 바꾸어보기 바란다.

암에 걸리는 사람은 대부분 성실하고 책임감이 강하며 혼자서 회사일이나 가사를 도맡아 하려는 경향이 있다. 불만이나 화를 계속 마음에 품고 있는 경우가 많으며 항상 미간에 주름을 짓고 있다.

그러한 생활방식은 사회적으로는 높이 평가되는 면이 있기는 하지만, 너무 열심히 하는 방향으로 치우쳐 있으면 병에 걸리기가 쉽다. 장시간 노동을 하여 수면부족에 빠져버린 것은 아닌가? 그것은 정말 방법이 없는 것인가? 누군가에게 맡길 수 있는 것은 아닌가? 이러한 점에 대해 생각해보기 바란다.

우리 몸은 해당계와 미토콘드리아계, 교감신경과 부교감신경, 과립구와 림프구 등 다양한 작용이 복잡하게 균형을 맞추면서 일상활동을 절묘하게 유지하고 있다. 그러나 세포가 암화되는 것과 같은 죽음과 직결된 위험한 균형으로 생명을 유지할 필요는 없다.

손을 잘 빼는 것도 때로는 중요하다. 그렇게 하면 오히려 일의 능률이 오르고 인생이 즐거워지게 된다.

⑶ 기분전환·휴식의 방법을 발견한다

일이나 가사를 너무 열심히 하지 않도록 할 뿐만 아니라 기분전환이나 휴식의 시간을 확실하게 확보하는 것도 매우 중요하다.

1과 2의 규칙은 머리로는 알고 있어도 100% 실행하는 것은 어려우므로 열심히 할 때는 있는 힘을 다해서 하고 그것이 일단락되면 충분히 몸을 쉬게 한다. 무언가 취미생활을 즐길 시간을 갖고 영기英氣 뛰어난 기상과 재기를 기른다. 이러한 on-off의 교체에 유의하기 바란다.

성실한 인간으로부터 탈피하기 위해서는 off 시간에 가볍게 할 수 있는 취미를 찾아 업무나 가사 이외에 다른 일을 가져보자. 너무 일만 하는 사람은 가족과의 시간을 중요하게 생각하는 것만으로도 많이 달라진다.

이상의 1~3을 자연스럽게 지킬 수 있는 사람은 심신의 균형이 맞추어져 기본적으로 건강한 상태에서 살게 될 것이다.

단, 자기 나름대로 신경을 써도 일상생활 속에서 균형이 깨지는 상황이 종종 찾아온다. 그럴 때 중요한 것이 몸의 건강이다. 여기서 일반적으로 권유되는 건강법이나 식사, 운동 등이 중요해진다.

그럼, 우선 무엇부터 주의하면 좋을까?

⑷ 몸을 차게 하지 않도록 연구한다

내가 우선 추천하고 싶은 것은 '몸을 차게 하지 않는 것'이다. '몸을 따뜻하게 한다', '체온을 올린다'라고도 할 수 있는데, 이것이 건강한 몸을 유지하기 위한 첫 번째 비결이라고 할 수 있다.

기준이 되는 것은 기초체온이다. 36.5℃ 전후가 건강의 바로미터가 되지만, 밤늦게까지 잠을 자지 않거나 숙취가 있거나 하면 기초체온이 0.3℃ 정도 떨어진다. 그럴 때는 무리하지 말고 일을 빨리 마치고 목욕을 하거나 잠을 푹 자 체온을 되돌리기 바란다.

특히 여성은 미토콘드리아계에 의존하고 있으므로 체질적으로 찬 것에 약하다. 찬 것을 너무 많이 마시거나 옷을 얇게

입지 않도록 주의한다. 때때로 사우나나 온천, 암반욕岩盤浴 등을 이용하는 것도 좋다.

남성에게도 너무 찬 것은 몸에 좋지 않다. 운동 등으로 해당 계 에너지를 적절하게 사용하여 대사를 높이고 근력을 올리는 것도 중요하다. 근육량이 많은 사람은 대사가 활발하므로 결과적으로 체온도 높아지게 되기 때문이다.

남녀 본연의 차이를 이해하여 몸을 차게 하지 않도록 연구하기 바란다.

⑸ 폭음폭식은 하지 말고 몸에 좋은 식사를 한다

저산소·저체온으로부터 탈출하는 데에는 매일의 식사도 매우 중요하다. 기본이 되는 것은 세포 내의 미토콘드리아를 건강하게 하기 위해 칼륨 40이 풍부하게 포함된 채소를 매일 충분히 섭취하는 것이다.

미네랄이나 비타민, 식이섬유 등이 풍부하며 장의 작용도 조절해주는 현미나 잡곡밥을 주식으로 하여 생선이나 콩류, 해조류, 버섯 등을 담백하게 조리하여 섭취하는 것도 중요하다. 같은 채소라도 싱싱한 샐러드뿐만 아니라 몸을 따뜻하게 하는 효과가 있는 나물이나 향미채소파, 마늘, 생강, 양파, 고추 등도 많이 섭취한다.

이에 비해 육류나 계란, 우유 등은 가끔 섭취하는 것만으로도 충분하다. 폭음폭식은 해당계를 우위로 하는 식습관이므로 천천히 꼭꼭 씹어 배가 80%가 찰 때까지만 먹는 것이 기본이다.

내가 식생활의 기본으로 하는 것은 이러한 현미채식에 가까운 내용이지만 물론 여기에 너무 예민해지는 것은 좋지 않다. 미토콘드리아계만을 중시하여 무리하게 선인의 세계에 들어갈 필요는 없다.

적당하게 술을 마시거나 때로는 흥겨워 과식을 하는 것으로 스트레스를 발산하는 것도 심신의 균형을 위해 필요하다.

⑹ 유산소운동을 생활에 도입한다

식사 조절과 함께 적당한 운동을 하여 혈류를 좋게 하는 것도 저산소·저체온의 세계에서 탈출하기 위한 방법 중 하나이다.

그렇다고 해도 현대인은 옛날 사람처럼 일상생활 중에서 심하게 몸을 움직일 일이 없다. 운동부족을 보완하기 위해 간간이 할 수 있는 체조를 몇 가지 기억하여 일이나 가사 중간중간에 하는 것이 좋다.

내가 자주 하는 것은 다음 4가지이다.

---

1 팔 흔들기 체조(서 있는 상태에서 양손을 앞뒤로 흔든다)
2 8자 체조(만세 한 상태에서 공중에 8자를 그린다)
3 다리 굽혀펴기 운동(무릎을 아래위로 리드미컬하게 구부렸다
   펴기를 반복한다)
4 뒤흔들기 체조(무릎을 구부렸다 폈다 하면서 몸을 좌우로 흔
   든다)

이러한 체조 외에도 해수욕을 하거나 아침 일찍 일어나 쓰
레기를 버리거나 풀을 뜯기도 한다.

느긋한 운동을 하면 산소가 온몸 구석구석까지 전해지므로
미토콘드리아가 건강해져 활력이 솟는다. 의무적으로 계속하
는 것은 오히려 스트레스가 되므로 편안하게 할 수 있는 범위
에서 실시하는 것이 요령이다.

또한 몸의 균형을 갖추기 위해서는 지구력뿐만 아니라 순발
력을 기르는 것도 중요하다. 나는 공수도의 발차기를 하거나
배팅센터에 가서 해당계도 적절하게 단련시키고 있다.

미토콘드리아가 건강해지는 4가지 체조

1. 팔 흔들기 체조
서 있는 상태에서 양손을 앞뒤로 흔든다.

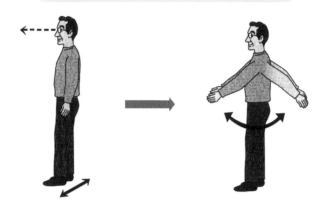

2. 8자 체조
만세 한 상태에서 공중에 8자를 그린다.

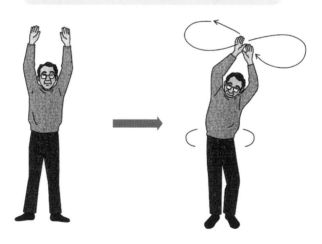

3. 다리 굽혀펴기 운동
무릎을 아래위로 리드미컬하게 구부렸다 펴기를 반복한다.

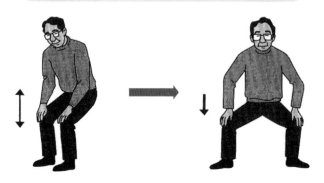

4. 뒤흔들기 체조
무릎을 구부렸다 폈다 하면서 몸을 좌우로 흔든다.

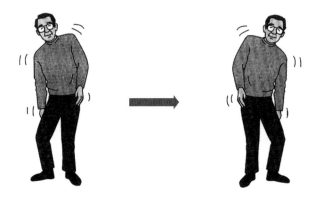

⑺ 웃음이나 감사의 마음을 중요하게 여긴다

웃을 때 NK세포가 활성화된다는 것이 한 실험에서 확인되었는데, NK세포는 면역세포 중 하나로 암을 퇴치하는 역할을 한다. 항상 웃는 얼굴을 하려고 유의하는 것은 암에 걸리지 않는 생활방식으로도 이어진다.

또한 감사하는 마음을 가지면 부교감신경을 자극하여 해당계에 편향된 싸움의 세계로부터 탈피할 수 있게 된다. 그 최종 단계가 미토콘드리아계의 깨달음의 세계인데, 좀처럼 그러한 마음을 갖기 어려운 사람은 '고맙습니다', '감사합니다'라는 말을 의식적으로 자주 하는 것이 좋다.

또한 병에 걸려도 비관하지 않고 자신의 생활방식을 되돌아볼 수 있는 좋은 기회라고 긍정적으로 파악하는 것이 매우 중요하다.

무릇 암에 걸리는 사람은 미간에 주름이 만들어져 얼굴을 찌푸리고 있다. 곤란을 겪거나 불의를 보고 화를 내는 것은 인생을 살아가는 데 필요한 것이지만, 용서할 수 없다는 생각만 계속하면 혈액이 끈적끈적한 상태가 지속되어 이윽고 암의 세계에 들어가버린다.

따라서 단지 의사표현만 할 뿐이라도 나름대로 기분을 전환하고 가능한 한 질질 끌지 말도록 한다.

어려운 면도 있지만 요령을 잘 파악할 수 없는 동안에는 1~6의 규칙을 조금씩 실행해가도록 하기 바란다. 자연히 미토콘드리아계가 작용하기 시작하여 웃는 얼굴도, 감사하는 마음도 서서히 몸에 익혀가게 될 것이다.

⑻ 보람·즐길거리·목표를 찾는다

나는 지금도 연구생활을 계속하고 있지만 그 속에서 큰 발견을 하거나 깨달음을 얻는 것이 너무나 즐겁다. 인생에서 이러한 기쁨이나 성취감을 맛보는 것은 살아가는 힘을 배가시켜 의욕의 원천이 된다.

즐길거리나 목표는 머리로 생각하여 찾을 수 있는 것은 아니다. 해당계와 미토콘드리아계, 즉 세포에 갖추어진 두 종류의 에너지를 사용하여 다양한 경험을 하고 시행착오를 하면서 조금씩 발견해가는 것이다.

스트레스로 힘들고 괴로운 일들도 있겠지만 그 밑바탕에 보람이나 즐거움이 있다면 긍정적인 마음으로 극복할 수 있다. 이것은 건강하게 살아가는 데 있어 매우 중요한 것이다.

아보 연구실에서 ⑨
암은 흔한 질병이다

인간은 왜 암에 걸리는가?

그 질문에 대한 대답은 반드시 자신의 생활방식을 되묻는 것으로 이어진다. 많은 사람이 일상적으로 실시하고 있는 '병원에 가서 치료를 받는' 행위는 이러한 관점에서 보면 핵심에서 벗어나 있는 것이며 매우 표면적인 것에 불과하다.

어떠한 치료를 해야 하는가? 식사나 운동은 어떻게 하면 좋은가?

이들은 암에 걸리는 근본적인 이해가 있고 나서야 비로소 의미를 갖게 된다. 수단에만 열중하면 '암은 흔한 질병이다'라는 본질을 볼 수 없게 되어버린다. 이렇게 해서는 치료할 수 있는 것도 치료할 수 없게 된다.

그러나 무엇보다 암에 걸리지 않도록 예방하는 것이 중요하다.

'암에 걸리지 않는 8가지 규칙'은 ① 불안감이나 스트레스에 관심을 갖는다, ② 너무 열심히 하는 생활방식을 바꾼다, ③ 기분전환 · 휴식의 방법을 발견한다, ④ 몸을 차게 하지 않도록 연구한다, ⑤ 폭음폭식은 하지 말고 몸에 좋은 식사를 한다, ⑥ 유산소운동을 생활에 도입한다, ⑦ 웃음이나 감사의 마음을 중요하게 여긴다, ⑧ 보람 · 즐길거리 · 목표를 찾는다 등이다.

맺음말 ─

이 책에서 소개한 새로운 생명 이론에 주목하는 계기가 된 것은 2008년 1월 10일 깊은 밤이었다. 추운 겨울이었기 때문에 이불을 잔뜩 덮고 탕파湯婆를 대고 잤다.

보통이라면 아침까지 푹 잤을 텐데 이날은 무슨 일인지 갑자기 한밤중에 눈이 떠졌다. 지금 생각하면 그 당시는 지금까지의 내 이론에 막연한 의문이 싹터온 시기였던 것 같다. 근본은 잘못된 것은 아니지만 아직 무언가가 부족하다는 기분이 든 것이다.

그것이 수면에 영향을 준 것인지 어떤 것인지 모르겠지만 명한 상태에서 문득 탕파를 대고 있던 피부 일대가 매우 얇아진 것이 눈이 띄었다. 그뿐만이 아니라 두 다리 사이도 매우 기운이 없었다.

아마 평상시 같았으면 그냥 지나쳐버렸을 것이다. 그러나 그때는 이 현상이 너무 신경이 쓰여 잠을 잘 수 없어 몸이 변화한 이유에 대해 생각하고 있다가 큰 깨달음을 얻었다.

그 현상을 가지고 말하면, 따뜻하기 때문에 미토콘드리아계의 작용이 활발해지고 반대로 해당계의 분열이 멈추어버린 것이다.

따뜻하게 해서 미토콘드리아를 건강하게 하는 것은 건강의 비결이지만 하체만 보면 해당계가 전혀 불필요하다고 할 수 없다. 하체, 즉 정소에서 만들어진 정자는 분열에 의해 증가한 것이기 때문이다.

더욱 자세히 말하면 해당계의 분열은 암의 증식도 일으킨다. 미토콘드리아계가 후퇴하여 해당계 에너지 우위가 되어 암화가 촉진된다. 이 책에서 소개한 바르부르크 효과를 추적해가면 그러한 결론을 얻을 수 있다.

이 현상만 떼어내면 해당계의 작용은 악자가 되어버리지만 그렇게 생각해도 되는 것일까? 해당계를 악자로 보면 암에 걸리는 것도 나쁜 것이 된다. 그러나 우리 몸에서 일어나는 것은 모두 필연적인 것이며 거기에는 반드시 생명의 지혜가 있다.

내가 지금까지 찾아온 생명관에서 보면, 세포를 암화시키는 해당계의 작용에도 무언가 깊은 의미가 감추어져 있는 것은 아닐까? 나는 그때 비로소 암도 하나의 적응 현상이라는 것을 깨달았다. 그것은 감동이었고, 매우 깊은 깨달음이었다.

해당계가 우위가 되는 것은 저산소·저체온의 조건에서이다. 그것은 병을 만들어내는 조건이기도 하므로 몸을 따뜻하게 하고 여유 있게 호흡을 하며, 호기성의 미토콘드리아를 건강하게 해주는 것이 중요하다.

그러나 거기에만 관심을 가지면 이번에는 동전의 뒷면, 즉 병에 걸리는 것의 진짜 의미가 보이지 않는다. 그렇다면 병은 나쁜 것이다, 따라서 제거하지 않으면 안 된다는 현대의료의 사고법으로부터 탈피할 수는 없는 것일까?

병에 걸리는 원인은 이 책에서 설명해왔듯이 저산소·저체온이라는 '단 2가지 원인'에 의해서이다. 저산소·저체온에서 탈출하는 방향으로 생활방식을 바꾸면 암도 치유된다. 즉, 필요에 의해 그것이 생기는 것이다.

이 깊은 깨달음을 얻게 되면 우리는 진정한 균형감각을 얻을 수 있게 된다. 살아가는 것의 대단함, 또는 플러스와 마이너스, 음과 양으로 성립되고 있는 이 세상의 본질을 피부로 느끼게 될 것이다.

그리고 그 깨달음은 자기 자신의 생활방식에 반영되어 갈 것이다. 누군가에게 가르침을 받는다, 누구에게 치료를 받는다고 하는 지금까지의 부자유한 생활방식에서 탈피하여 자신의 인생을 스스로 열어갈 수 있는 지혜가 되기도 한다.

의학을 과대평가하여 모든 답을 현대의학의 체계 속에서 찾으려고 하는 사람은 이 책을 참고로 하여 자신의 생활방식을 되돌아보기 바란다. 병에 걸리는 이유는 '단 2가지 원인'에 있다. 그것으로부터 탈출하는 방법도 본래 누구나 쉽게 실천할 수 있는 것이다.

식사나 운동에 집착하는 사람도 그것을 그만둘 필요는 없지만 대전제로서 항상 생활방식의 균형에 관심을 갖도록 한다. 많은 사람이 이 균형에 주의하면 반드시 사회도 변한다. 암은 흔한 병의 하나가 되고 의료의 자세도 크게 변화할 것이다.

이 책이 여러분의 의식 변화를 촉진하여 더욱 편안하고 건강하게 사는 계기가 되기 바란다.

아보 도오루

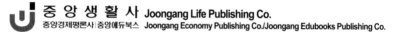

중 앙 생 활 사 **Joongang Life Publishing Co.**
중앙경제평론사ㅣ중앙에듀북스 Joongang Economy Publishing Co./Joongang Edubooks Publishing Co.

중앙생활사는 건강한 생활, 행복한 삶을 일군다는 신념 아래 설립된 건강·실용서 전문 출판사로서
치열한 생존경쟁에 심신이 지친 현대인에게 건강과 생활의 지혜를 주는 책을 발간하고 있습니다.

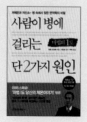

사람이 병에 걸리는 단 2가지 원인 〈최신 개정판〉

초판   1쇄 발행 | 2011년 4월 20일
초판 10쇄 발행 | 2023년 4월 15일
개정초판 1쇄 인쇄 | 2024년 7월 15일
개정초판 1쇄 발행 | 2024년 7월 20일

지은이 | 아보 도오루(安保徹)
감수자 | 기준성(JunSung Kee)
옮긴이 | 박포(Po Park)
펴낸이 | 최점옥(JeomOg Choi)
펴낸곳 | 중앙생활사(Joongang Life Publishing Co.)

대   표 | 김용주
편   집 | 한옥수·백재운·용한솔
디자인 | 박근영
인터넷 | 김회승

출력 | 케이피알 종이 | 한솔PNS 인쇄 | 케이피알 제본 | 은정제책사

잘못된 책은 구입한 서점에서 교환해드립니다.
가격은 표지 뒷면에 있습니다.

ISBN 978-89-6141-320-6(03510)

원서명 | 人が病になるたった2つの原因

─────────────────────────────────

등록 | 1999년 1월 16일 제2-2730호
주소 | ⊕ 04590 서울시 중구 다산로20길 5(신당4동 340-128) 중앙빌딩
전화 | (02)2253-4463(代) 팩스 | (02)2253-7988
홈페이지 | www.japub.co.kr 블로그 | http://blog.naver.com/japub
네이버 스마트스토어 | https://smartstore.naver.com/jaub 이메일 | japub@naver.com
♣ 중앙생활사는 중앙경제평론사·중앙에듀북스와 자매회사입니다.

도서
주문 **www.japub.co.kr**
전화주문 : 02) 2253 - 4463

https://smartstore.naver.com/jaub
네이버 스마트스토어

중앙생활사/중앙경제평론사/중앙에듀북스에서는 여러분의 소중한 원고를 기다리고 있습니다. 원고 투고는 이메일을
이용해주세요. 최선을 다해 독자들에게 사랑받는 양서로 만들어드리겠습니다. **이메일** | japub@naver.com